EL CAMBIO EMPIEZA DENTRO

ISABEL HOLGUÍN

EL CAMBIO EMPIEZA DENTRO

El método definitivo que combina **nutrición, ejercicios y *mindset*** para perder peso y sentirte **mejor que nunca**

Rocaeditorial •

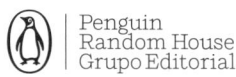
Penguin
Random House
Grupo Editorial

Primera edición: enero de 2025

© 2025, Isabel Holguín
© 2025, Roca Editorial de Libros, S. L. U.
Travessera de Gràcia, 47-49. 08021 Barcelona

Roca Editorial de Libros, S. L. U., es una compañía de Penguin Random House Grupo Editorial que apoya la protección de la propiedad intelectual. La propiedad intelectual estimula la creatividad, defiende la diversidad en el ámbito de las ideas y el conocimiento, promueve la libre expresión y favorece una cultura viva. Gracias por comprar una edición autorizada de este libro y por respetar las leyes de propiedad intelectual al no reproducir ni distribuir ninguna parte de esta obra por ningún medio sin permiso. Al hacerlo está respaldando a los autores y permitiendo que PRHGE continúe publicando libros para todos los lectores. De conformidad con lo dispuesto en el artículo 67.3 del Real Decreto Ley 24/2021, de 2 de noviembre, PRHGE se reserva expresamente los derechos de reproducción y de uso de esta obra y de todos sus elementos mediante medios de lectura mecánica y otros medios adecuados a tal fin. Diríjase a CEDRO (Centro Español de Derechos Reprográficos, http://www.cedro.org) si necesita reproducir algún fragmento de esta obra.

Printed in Spain – Impreso en España

ISBN: 978-84-10096-18-9
Depósito legal: B-19232-2024

Compuesto en Grafime, S. L.
Impreso en Artes Gráficas Huertas
Fuenlabrada, Madrid

RE96189

*A Carlos, compañero de vida y refugio en las tormentas.
A mi madre y hermano, por ser el sostén
en las buenas y en las malas.
A mis hijos, por ser la razón de todo.*

Índice

Introducción 11

PARTE I. EL CAMBIO
1. Cómo entiendo el cambio.................... 25
2. Mi vida antes del cambio 32
3. Cuándo hice el clic 38
4. Las fases del cambio 51

PARTE II. NUTRIENDO EL CAMBIO
5. ¿Qué es comer sano?....................... 75
6. La dieta perfecta........................... 92
7. Entender los macronutrientes 124
8. La importancia de los micronutrientes........ 148
9. Lectura de etiquetas y planificación
   de comidas 164
10. Mitos y verdades sobre nutrición............ 183

PARTE III. EL CAMBIO SE MUEVE
11. La sociedad sedentaria 195
12. La importancia del NEAT....................... 214
13. El eterno debate: ¿cardio o fuerza? 229
14. Relación con el ejercicio........................ 238

PARTE IV. LA MENTALIDAD DEL CAMBIO
15. La fuerza de voluntad 267
16. El poder de los hábitos........................ 277
17. Estrategias mentales 288
18. La experiencia Eureka 310
19. Tu cambio empieza aquí 313

Agradecimientos 349

Introducción

Hoy es 15 de octubre de 2023 y me siento delante del ordenador con una mezcla de emociones que me cuesta explicar. Siento un vértigo tremendo al saber que, dentro de unos meses, alguien me estará leyendo, quizá con la esperanza de que mi relato lo ayude a iniciar su proceso de cambio.

Mi síndrome del impostor siempre se sienta a mi lado para intentar boicotear cada nuevo proyecto o desafío que enfrento: «¿Quién te crees que eres?». «¿A quién le va a importar lo que tienes que contar?». «Hay gente que sabe mucho más que tú, déjales a ellos que hablen». Por suerte, o por desgracia, he aprendido a vivir con esa vocecilla y, junto a ella, a ir avanzando con miedo e ilusión hacia nuevos horizontes.

Así que aquí estoy, con todas las ganas y el entusiasmo de dejar plasmadas en este libro mis vivencias tanto personales como profesionales, con el único objetivo de que, si decides iniciar tu cambio o te encuentras ya en el camino, te sientas en compañía, entiendas que lo que vas a vivir es normal, parte del proceso, o quizá salte alguna alarma gracias a leerlo y decidas buscar ayuda si la necesitas.

¿Quién soy?

Si tienes este libro entre tus manos es bastante probable que sea porque me conoces de las redes sociales. Quizá me sigues desde hace mucho tiempo y me has escuchado en alguna ocasión contar mi historia, o tal vez no sepas nada. También es posible que este libro haya llegado a ti de casualidad y no sepas quién soy. Sea como sea, haré una breve presentación mía y de lo que vas a encontrar y lo que no en este libro.

Soy Isabel, Isa para los amigos, y nací el 7 de julio de 1986, un lunes muy caluroso en Valencia, a las ocho de la mañana, porque yo siempre he sido muy organizada, la verdad. Eso de iniciar la semana temprano, con el día por delante, me encanta. La rutina es mi mejor amiga, me genera paz y tranquilidad. Por eso me gusta pensar que decidí que ese era el momento perfecto para decir: «Pues ya estamos, vamos a por esto que llaman vida».

Tampoco es que crea que los grandes cambios o las decisiones importantes deban esperar a un lunes, a un 1 de enero o al inicio del curso en septiembre. Pese a mi mente estructurada y organizada, fan de los días 1, también me considero una persona de fuertes impulsos, que no sabe esperar cuando algo se le mete entre ceja y ceja. Si tomo una decisión, si lo tengo claro, no espero. Quizá sea miedo a perder esa motivación inicial que te hace sentir que puedes con todo, o sencillamente sea el entusiasmo que me producen los comienzos y los nuevos horizontes.

INTRODUCCIÓN

Si hay algo en lo que me parezco a mi abuela Isabel (además de en el nombre) es en la ilusión por todo, por el más mínimo detalle de la vida. Cada mañana pienso en las tareas o acontecimientos que tengo por delante y siempre hay algo, por pequeño que sea, que me ilusiona. Haber quedado por la tarde con una amiga para tomar algo, ponerme a grabar una nueva receta que llevo días pensando, entrenar un ejercicio que me gusta especialmente, llevar a los niños a un plan diferente... Algo que le decía mi abuelo a mi abuela y que ella recuerda a menudo es: «Nunca pierdas esa ilusión por las cosas». Y es que la ilusión por lo cotidiano es una fuente inagotable de motivación. Les da sentido a nuestros días y nos mantiene en constante movimiento.

Es por esto por lo que nunca he sentido miedo al cambio. Bueno, no te voy a mentir. Sí lo he sentido, sería una temeraria si no sintiese vértigo, miedo o inquietud ante determinados cambios, sobre todo aquellos que implican grandes desafíos. A lo que me refiero más bien es a que en esos momentos he conseguido superar ese miedo gracias a que la ilusión por lo nuevo pesaba mucho más en la balanza. ¿Miedo a cambiar de trabajo? Por supuesto. Dejar atrás lo conocido, lo estable, los compañeros de años. No saber si era la «decisión acertada». ¿Ilusión por lo que estaba por venir? Mucha. Nuevos horizontes, nuevas posibilidades, ganas de aprender, de mejorar, de vivir de manera diferente. Y así con todo: probar ejercicios nuevos, cambiar mi alimentación, estudiar algo totalmente diferente una vez pasados los treinta... Pero no voy a ir tan rápido, vamos a empezar por el principio.

Tanto mi infancia como mi adolescencia fueron bastante normales, si es que existe «lo normal», o al menos así las viví yo. Fue después de iniciar mi cambio cuando entendí que muchas de las experiencias y creencias forjadas durante esos primeros años de vida habían ido creando una serie de ideas y comportamientos que, en ese momento, debían ser reinterpretados y transformados para poder avanzar hacia quien de verdad quería ser yo, de manera genuina.

Pero ¿de qué cambio hablas?, te estarás preguntando. Hasta el 10 de junio de 2017 llevaba una vida como la de muchas personas de treinta y un años. Tras terminar mis estudios universitarios en Ciencias Políticas, pasé por varios trabajos que nada tenían que ver con mis estudios, y tampoco con mi profesión actual. Tenía pareja estable, una hipoteca a treinta años y unos mellizos de dos años recién cumplidos. En ese momento de mi vida, mi salud física y mental no formaban parte de mis preocupaciones diarias. Las personas jóvenes, si estamos sanas, solemos tener la mala costumbre de pensar que siempre será así, que nunca «nos va a tocar». Vivimos creyendo que no vamos a enfermar, que eso les pasa siempre a otros. Es más, nuestra calidad de vida con sesenta, setenta u ochenta años no es algo que ocupe nuestros pensamientos, ¡queda mucho para eso!

Por aquel entonces tampoco pensaba demasiado en si mi vida, tal y como la estaba diseñando, se ajustaba a mis aspiraciones, a mis valores, a mis talentos, o simplemente estaba metida en esa rueda en la que entras sin querer, en parte por el sistema, en parte por tu entorno, en parte por la comodidad de dejarse llevar.

Como te decía, mi salud física y mental no habían sido una prioridad hasta ese momento. No había tenido problemas de salud y «todo estaba bien». No cuestionaba mis hábitos ni mi estilo de vida. Y es que realmente sentía que «todo estaba bien». Mis analíticas eran normales, ninguna enfermedad reseñable en mi expediente, ni tan siquiera una cirugía. ¿Por qué debía entonces hacer cambios en mi estilo de vida? Parecía no haber motivos suficientes para moverme de mi zona de confort.

No obstante, sí había algo que me empezaba a preocupar, como a la inmensa mayoría de las mujeres en algún momento de su vida: mi aspecto físico. Fruto de mi sedentarismo y de mis malos hábitos alimentarios, de los que te hablaré con más detalle en el siguiente capítulo, fui aumentando de manera paulatina de peso. De mis veinte a mis treinta, hice todo lo que no se tiene que hacer en cuanto a dietas se refiere para lograr ese cuerpo socialmente aceptado al que, se supone, todas debemos aspirar.

Sin embargo, no fue hasta unos años después cuando realmente mi cerebro hizo un clic que supondría el inicio del verdadero cambio. Fue ahí cuando entendí *el para qué del cambio*, de dónde debía nacer la verdadera motivación, y también fue cuando empecé a compartirlo con miles de personas que se sentían identificadas con mi historia. Ahí nació *El cambio empieza dentro*. Un viaje lleno de aciertos y errores. Un sendero que he recorrido con ilusión, con miedo, con muchísimo aprendizaje y que, más allá de cambiar mi cuerpo, dejando por el camino malos hábitos y más de treinta kilos, ha cambiado profundamente mi mentalidad e incluso mi profesión. Decidí que, para ayudar a otras personas a lograr ese cambio, debía profesionalizarme y por eso me formé como técnica superior en Dietética y mi vida dio un cambio de ciento ochenta grados.

¿Qué NO vas a encontrar en este libro?

Coaching motivacional de taza de desayuno

En este libro no vas a encontrar frases de taza de desayuno cargadas de purpurina y *happy flower* (bueno, quizá alguna frase motivadora sí, que yo soy muy de eso a veces), vacías de contenido y exentas de realidad. Porque si algo me ha enseñado no solo mi propio camino, sino esos cientos de personas a las que he ayudado a recorrer el suyo durante el tiempo que llevo ejerciendo en consulta, es que querer no siempre es poder. Con esto tampoco quiero desanimarte, porque hay otra cosa que también es cierta: para poder hay que querer. Si quieres algo, si lo quieres de verdad, ya has dado el primer paso para intentar lograrlo. Y ese paso te puede llevar o no al destino que tenías pensado. Pero ten presente que, si no lo hace, de todas formas te va a llevar a algún sitio, a uno que quizá desconocías y ahora prefieres, no sin una buena dosis de aprendizaje y autoconocimiento.

El método definitivo

Este tampoco es el libro adecuado si necesitas un abc de lo que tienes que hacer a partir de hoy para lograr tu objetivo o tu cambio. Ni la dieta perfecta, ni el entrenamiento revolucionario, ni un plan detallado para las próximas seis semanas. Pero déjame decirte que eso no lo vas a encontrar ni en este ni en ningún otro libro. No existe el método efectivo y definitivo para todos. ¡Ojalá! Si existiera, el inventor estaría forrado y habría calles con su nombre en cada pueblo. Yo me quedaría sin trabajo y tú no necesitarías estar leyéndome. Y no es que no exista porque no se haya descubierto todavía, sino porque cada persona es única y tiene sus propias circunstancias vitales, de modo que, para llegar a tu destino, vas a tener que diseñar tu propio recorrido. Vas a tener que fallar, porque en el error se esconde el aprendizaje más valioso. Vas a tener que superar tus miedos, porque detrás del temor se esconde la luz. Vas a tener que aprender, porque en el conocimiento está la verdadera libertad de elección. En definitiva, tienes que empezar a andar para diseñar tu propio camino.

¿Qué vas a encontrar en este libro?

¡Vale! Quizá te he decepcionado un poco anticipando lo que no vas a encontrar en estas páginas, pero me gusta ser bastante honesta y realista. Y confío plenamente en que, tras leer todo lo que tengo preparado para ti, inicies ese cambio que tanto deseas o lo continúes reforzando si ya lo has iniciado. ¿Cómo lo vamos a hacer?

Mi proceso de cambio y sus etapas

Te voy a contar mi proceso de cambio como nunca antes lo he hecho, con pelos y señales, con todos mis aciertos y errores, subidas y bajadas. Cuando lo inicié, me encantaba leer y escuchar a otras personas que ya habían pasado por lo mismo. Quedarme con parte de sus aprendizajes, inspirarme con su constancia, motivarme con sus resultados.

Conocer las historias de otras personas no solo nos aporta otra perspectiva con la que abordar nuestro propio proceso, sino que nos ofrece nuevos conocimientos, consejos prácticos y estrategias distintas.

Además, cuando enfrentamos un proceso de cambio, sea del tipo que sea (de hábitos, laboral, de país de residencia...), es normal sentir preocupación, miedo o ansiedad ante lo desconocido. ¿Lo conseguiré? ¿Lo estaré haciendo bien? ¿Me habré equivocado? Leer las experiencias de personas que ya han pasado por un proceso similar nos ayuda a sentirnos más seguros y confiados, nos reduce la incertidumbre y la preocupación.

Por no hablar de la esperanza y motivación que infunde el saber que otros lo han logrado partiendo desde un punto parecido al que tú te encuentras ahora mismo. Sentir que se validan tus emociones, que no eres la única persona que se siente así, no eres la única a la que le cuesta empezar, la que lo ha intentado mil veces y ha fracasado. Y que, pese a eso, siempre queda una pequeña rendija por la que puede colarse la esperanza.

La información como cimiento del cambio

Si decidí formarme como dietista y me especialicé en cambio de hábitos y reeducación alimentaria fue porque no quería ayudar a las personas únicamente desde mi perspectiva personal. Eso puede inspirar y motivar, pero no es ciencia ni es ético. Para ayudarte a mejorar tu alimentación y a cambiar tus hábitos, no me puedo servir única y exclusivamente de mi experiencia, porque cada persona tiene su propio contexto, sus propias necesidades, circunstancias vitales, físicas, e incluso patologías, que deben ser tenidas en cuenta a la hora de abordar un proceso de cambio.

Por eso, en este manual encontrarás una guía basada en evidencia científica que te ayude a tomar las riendas de tu alimentación en esta fase de inicio del cambio. Desmontaremos falsos mitos, nos centraremos en los básicos tanto de la nutrición como del resto de los hábitos que realmente conforman un estilo de vida saludable. Para ello, te facilitaré recursos, herramientas, estrategias y, lo más importante, motivos para que no esperes más y entres en acción.

No vamos a descubrir la penicilina. Hoy son muchas más las personas que saben lo que deberían hacer, en lo que respecta a sus hábitos y estilo de vida, que las que no. Pero, sorprendentemente, cada vez aumentan más las enfermedades crónicas relacionadas con el sedentarismo o la mala alimentación, los índices de obesidad y sobrepeso siguen creciendo (de manera alarmante en niños y adolescentes) y a las personas les cuesta adoptar nuevos hábitos.

Nuestras abuelas y abuelos no sabían nada sobre calorías, macronutrientes ni metabolismo. Ninguno llevaba un reloj de pulsera que midiera sus pasos diarios, y los gimnasios, como los conocemos hoy, no existían en sus pueblos o barrios. Sin embargo, llevaban un estilo de alimentación mucho más nutritivo, su vida era más activa que la nuestra y eso se reflejaba en el aumento de la esperanza y calidad de vida, generación tras generación. Las principales causas de muerte estaban relacionadas con accidentes y enfermedades transmisibles por virus o bacterias.

Hoy en día, con toda la información y los recursos a nuestro alcance, nuestra calidad de vida se podría decir que ha empeorado, y pese a que, gracias a la ciencia, vivimos más años, hemos visto que eso no ha ido acompañado de una mejora en cuanto a calidad de vida. Las enfermedades no transmisibles asociadas a nuestros malos hábitos son causa principal de muerte en el mundo occidental: diabetes, cardiopatías, cáncer...

Si cada vez sabemos más, estamos más informados y, por consiguiente, más concienciados, ¿por qué pasa esto?

Por supuesto, el principal motivo es la sociedad que hemos creado. Una sociedad artificial que nos aleja de la esencia del ser humano y de los pilares que nos han hecho evolucionar durante siglos. No necesitamos movernos para conseguir aquello que garantiza nuestra supervivencia. La comida, el agua, el resguardo de un hogar son de fácil acceso. Nadie sale a cazar con la duda de si ese día se dará bien la cosa y podrá llevarse algo a la boca o se irá a dormir con hambre esperando que el próximo día haya más suerte. Tampoco caminamos kilómetros para extraer agua de un pozo, ni nos toca migrar cada determinado tiempo buscando nuevas zonas con recursos para recolectar.

Si quieres comer, tienes infinidad de opciones al alcance de tu mano en un supermercado próximo a tu casa. De esas opciones, la inmensa mayoría son productos ultraprocesados que no satisfacen nuestras necesidades reales a nivel nutricional y que, incluso en algunos casos, favorecen el desarrollo de patologías a causas de la inflamación crónica de bajo grado que provocan. También puedes llamar desde el sofá para que te llegue la comida a la misma puerta de casa, y la publicidad en medios de comunicación y redes sociales te invita constantemente a hacerlo. Nunca había sido tan fácil comer y, lo que es peor, ¡hacerlo mal!

Si a eso le sumamos que no necesitamos movernos para sobrevivir, tenemos el combo perfecto para enfermar. Coche, ascensor, escaleras mecánicas, trabajos sedentarios, compras a domicilio a golpe de clic, patinetes y bicis eléctricas... Estamos diseñados evolutivamente para el movimiento. Si un coche no lo arrancas y le haces los kilómetros necesarios, seguramente se estropee, porque está diseñado para rodar. Sus piezas necesitan ser usadas dentro de ese engranaje que las mantiene en buen estado. Pues tú eres ese coche. Tenemos piernas para caminar, articulaciones para moverlas, músculos para ejercer fuerza y protegernos de roturas y lesiones, corazón para bombear sangre y distribuir oxígeno a todos nuestros órganos. Y todo ello solo funciona de manera correcta si se usa.

Volviendo a nuestros abuelos y abuelas y a generaciones anteriores, cuando no existían gimnasios o pulseras de pasos, podemos observar que todo esto no era necesario en su día a día, puesto que su estilo de vida favorecía de manera natural ese movimiento necesario para el ser humano. Sus trabajos eran más activos y menos sedentarios, tener coche era un lujo de unos pocos privilegiados y cargaban peso en sus actividades diarias. Dentro de esa relativa incomodidad de su cotidianidad, se encontraba el secreto para un cuerpo activo, funcional y saludable.

Si tenemos esto en cuenta, existen dos posibles alternativas: cambiar el entorno, lo cual es imposible al menos de manera individual, o adaptarnos al mismo siendo conscientes de los peligros que implica para nuestra salud, creando una serie de hábitos a través de la toma de decisiones encaminadas a minimizar el impacto que esta sociedad potencialmente obesogénica y sedentaria ejerce sobre nuestra salud.

La mentalidad del cambio

Llegados a este punto, es posible que estés pensando: «La teoría me la sé, pero no sé cómo empezar y, cuando empiezo, no soy capaz de mantenerlo en el tiempo».

Aquí es cuando entra en juego nuestra mentalidad de cambio. Para mí, sin duda, la clave para un verdadero cambio. Puedes dar con la dieta perfecta, calculada hasta el más mínimo detalle para cubrir tus necesidades y requerimientos, incluso para lograr cualquier tipo de objetivo que te hayas propuesto. También pueden diseñarte la mejor de las rutinas de entrenamiento y darte todas las pautas en cuanto a movimiento para optimizar al máximo tus ganancias en salud. Pero todo ello, sin la mentalidad adecuada, sin las estrategias mentales, organizativas y de generación de hábitos necesarias, se queda en un plan escrito en un papel que no servirá para nada.

Para un cambio real y duradero en el tiempo necesitas los conocimientos, tener un plan y ejecutarlo. Ejecutar es la parte más importante, y no podemos acometerla sin la mentalidad adecuada. Por eso, dedicaremos un bloque entero de este libro para abordar el que para mí es el pilar más importante, a la par que el más complejo de cualquier proceso de cambio.

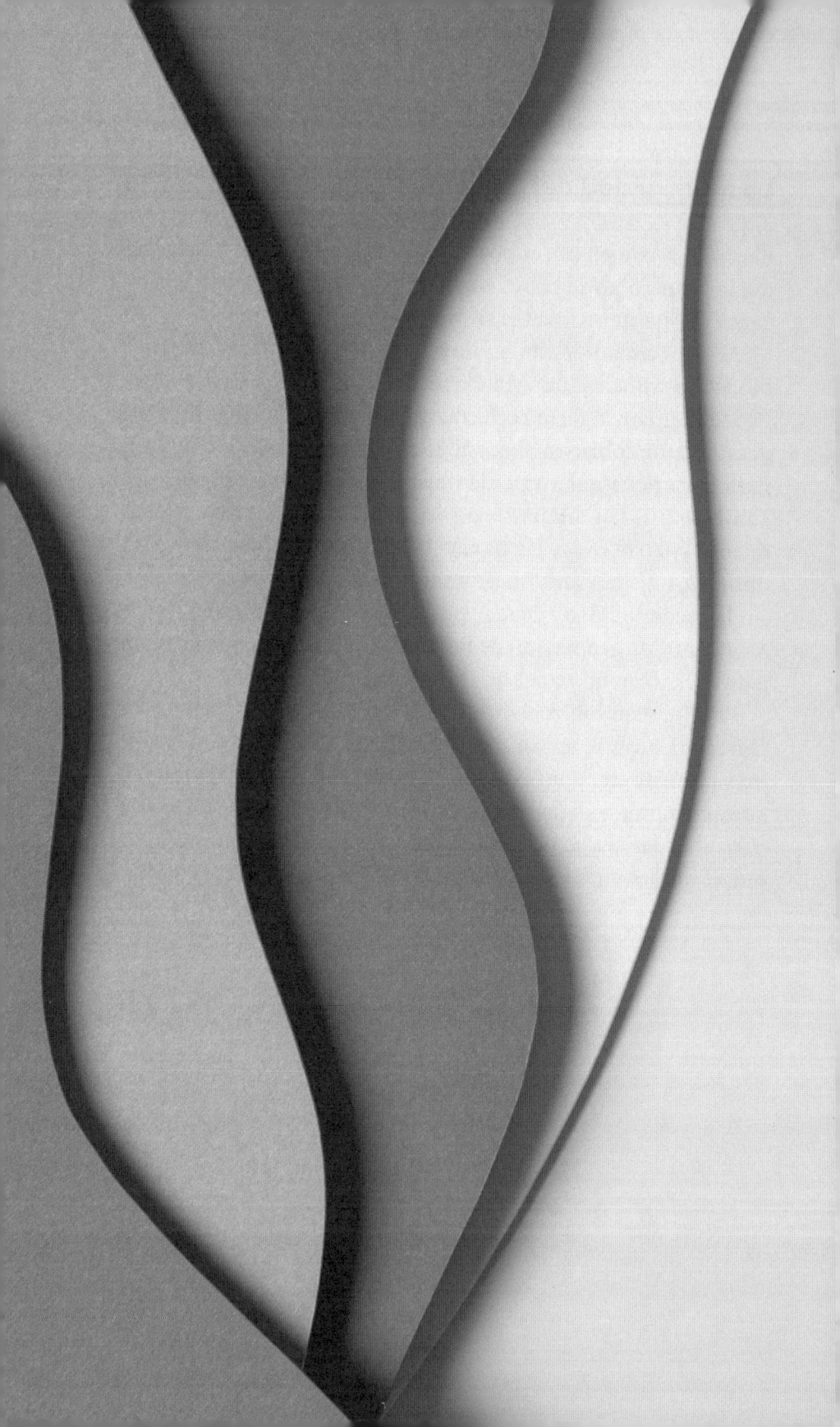

PARTE I

EL CAMBIO

1
Cómo entiendo el cambio

Durante la lectura de este libro verás el término *cambio* repetido en numerosas ocasiones. No en vano forma parte del nombre de mi perfil en redes sociales «El cambio empieza dentro», de mi marca y de mi consulta de nutrición.

1.1. ¿Qué es el cambio?

La palabra *cambio* proviene del latín *cambium,* que en su origen se relaciona con la idea de reemplazar algo, modificarlo o intercambiar una cosa por otra. Según las dos primeras acepciones de la RAE, *cambiar* supone «dejar una cosa o situación para tomar otra» o «convertir o mudar algo en otra cosa, frecuentemente su contraria».

A muchas personas esta palabra les puede provocar cierto

rechazo. Cuando hablamos de un cambio físico, puede verse como algo frívolo o dañino, entendiendo que lo anterior es malo y lo nuevo es lo bueno. Dicho en otras palabras, cuando tenía sobrepeso, mi persona tenía algo mal que debía ser cambiado por algo diferente que estuviese bien. Todo esto se refuerza cuando la gente de tu alrededor, tras perder veinte o treinta kilos, empieza a felicitarte: «¡Menudo cambio! ¡No pareces tú! ¡Qué bien te veo!».

Por eso es importante señalar varios aspectos sobre el cambio que considero relevantes para entenderlo como el proceso inspirador, necesario e inevitable que realmente es. Muchas personas se quedan en el envoltorio, en lo que se ve a través de los ojos. Pero va mucho más allá. Cambiar también significa evolucionar, o incluso involucionar. Cambiar es transitar de un estado a otro. Podemos cambiar de manera voluntaria o involuntaria. Podemos cambiar desde el más absoluto rechazo a nuestro ser o desde el amor más profundo hacia el mismo. Podemos cambiar mediante el maltrato a nuestra esencia y nuestra propia salud, o desde la aceptación, la compasión y la gratitud hacia nosotros mismos.

La sociedad, en muchas ocasiones, no ayuda. A menudo nos presenta el cambio como algo negativo, asociado con la pérdida o la insatisfacción. Nos incita al cambio desde la comparación con el prójimo, con ideales y cánones estéticos inalcanzables, con vidas aparentemente perfectas y exitosas. Para hacerlo, acude a una necesidad biológica que todos tenemos: la de pertenencia y aceptación. Necesitamos pertenecer al grupo y, para ello, debemos ser aceptados. ¿Quién es aceptado? Quien cumple con lo socialmente considerado válido. Un cuerpo delgado si eres mujer, o atlético y musculado si eres hombre. Una casa bonita, un trabajo estable con un puesto importante, dinero en el banco para viajar y comprarte un buen coche.

Otras veces, en la búsqueda de la felicidad, una felicidad

que va de la mano de la validación externa, nos centramos en hacer lo necesario para lograr aquello que creemos que nos la dará. Seré feliz cuando cambie. Seré feliz cuando adelgace. Seré feliz cuando tenga ese trabajo y me pueda comprar esa casa más grande. Seré, seré, seré. ¿En qué momento me he olvidado de que ya soy? ¿En qué momento he olvidado que el ser, el ser hoy y no mañana, es lo más valioso y lo único que tengo en este momento?

1.2. ¿Qué motiva el cambio?

Pero, entonces, puede que te estés preguntando: si ya soy, si no debo depositar mi felicidad en lo que seré, ¿dónde ubico mi motivación para un cambio que creo que necesito?

Ya te he adelantado que yo entiendo el cambio como algo inspirador, necesario e inevitable. La vida es cambio. Nada permanece inmutable.

La clave para abrazar el cambio de manera positiva radica en cultivar una mentalidad de apertura y aceptación. Esto implica aprender a soltar el control sobre lo que no podemos cambiar y aprender a adaptarnos a las nuevas situaciones que se presentan en nuestras vidas.

La autoaceptación juega un papel crucial en este proceso. Al aceptarnos a nosotros mismos tal como somos, con todas nuestras fortalezas y debilidades, podemos liberarnos del peso de las expectativas externas y comenzar a vivir desde un lugar de autenticidad y libertad.

La gratitud también puede ser una herramienta poderosa para transitar el cambio. Al enfocarnos en lo que tenemos, en lugar de en lo que nos falta, podemos encontrar alegría y satisfacción en cada momento, incluso en medio de la incertidumbre y el cambio.

Y, finalmente, la resiliencia nos ayuda a mantenernos firmes frente a los desafíos del cambio. Al cultivar una actitud de resiliencia, podemos aprender a recuperarnos rápidamente de los contratiempos y continuar avanzando hacia nuestros objetivos y sueños, incluso cuando el camino se vuelva difícil.

En resumen, el cambio es una parte inevitable e intrínseca de la vida. Al aprender a abrazarlo con una mentalidad de apertura, aceptación y gratitud, podemos transformar nuestras vidas de manera positiva y encontrar una mayor felicidad y plenitud en el proceso.

1.3. El cambio empieza dentro

En la búsqueda de un cambio duradero y significativo, muchas veces nos encontramos atrapados en un ciclo interminable de dietas y retos que prometen transformar nuestro cuerpo en pocas semanas. Sin embargo, estos enfoques suelen fallar porque están orientados hacia el exterior, hacia las expectativas que los cánones de belleza y la sociedad nos imponen en cada momento. Nunca alcanzamos ese ideal inalcanzable, lo que genera una profunda frustración y una sensación de fracaso.

El nombre *El cambio empieza dentro* surgió de mi propia experiencia personal y representa una filosofía profundamente arraigada en la autenticidad y el amor propio. Este nombre tiene varios significados que reflejan el verdadero proceso de transformación que he vivido y que quiero compartir contigo.

La verdadera transformación nace desde dentro

El primer significado de *El cambio empieza dentro* se centra en la premisa de que un cambio realmente verdadero y duradero debe nacer de la propia decisión de la persona en la búsqueda de su bienestar. No es suficiente con querer cambiar por cumplir con estándares externos; el cambio debe originarse desde el amor a uno mismo y el deseo de mejorar nuestra calidad de vida.

Me consta que esto, en muchas ocasiones, es algo realmente complicado. La presión a la que nos vemos sometidos casi desde que tenemos uso de razón por agradar, por ser aceptados, es tal que anula completamente nuestra esencia, nuestro auténtico ser con sus propias particularidades, preferencias y capacidades. Sé, porque también lo he sufrido y lo sufro aunque ahora en menor medida, que es francamente difícil salir del marco en el que hemos socializado que premia la delgadez, la piel perfecta, la supuesta perfección.

Desde este sufrimiento e insatisfacción por no cumplir lo que se espera de nosotros, llegamos a odiar nuestro cuerpo. ¿Y qué ocurre con aquello que odiamos? Que lo maltratamos, lo despreciamos, hacemos lo inimaginable para cambiarlo o, en el peor de los casos, destruirlo. Esto es así, tratamos mal aquello que odiamos; en cambio, tratamos bien aquello que queremos.

Dentro de esta dinámica de tratar mal aquello que nos han hecho odiar, estamos cansados de hacer dietas y seguir retos que buscan cambiar nuestro cuerpo exteriormente. Estos métodos suelen fracasar porque intentamos alcanzar un ideal que nunca es suficiente, generando insatisfacción constante. Sin embargo, cuando el deseo de cambiar surge desde dentro, desde la búsqueda de lo que nos hace sentir bien, de lo que nos hace felices y se adapta a nuestro ritmo de vida, los resultados comienzan a manifestarse externamente de manera natural.

Este enfoque interno no busca aprobación externa. Simplemente seguimos este nuevo estilo de vida porque nos sentimos bien, alineados con quienes realmente somos y queremos ser. El cambio que nace desde dentro es auténtico, sostenible y profundamente satisfactorio.

1.4. Reconociendo el poder interno

El segundo significado de *El cambio empieza dentro* radica en la comprensión de que todo lo que necesitamos para transformar nuestras vidas ya está dentro de nosotros. Todos poseemos la capacidad de elección y el poder de encontrar nuestro verdadero camino personal. Al reconocer estas cualidades innatas, podemos empezar a realizar cambios en nuestras acciones diarias, incorporar nuevos hábitos y, en última instancia, transformar nuestra vida.

Cuando comprendemos que el verdadero poder del cambio reside en nosotros, vemos un impacto directo en cómo somos percibidos desde fuera. No solo cambia nuestra apariencia física, sino también nuestra mentalidad, autoestima e incluso nuestro rendimiento profesional. Un cambio de estilo de vida genuino puede mejorar nuestras relaciones sociales, nuestro entorno y muchas otras áreas de nuestra vida.

Este tipo de transformación no se logra con dietas extremas o soluciones rápidas como los batidos *detox*. Se trata de un proceso continuo de crecimiento y autodescubrimiento, basado en el amor propio y la autenticidad. Al alinearnos con nuestros valores y deseos internos, creamos una vida que no solo se ve bien desde fuera, sino que también se siente bien desde dentro.

1.5. Mi cambio

Mi propio viaje de transformación comenzó con la comprensión de estos principios. Durante años luché con la insatisfacción y la frustración de no cumplir los estándares externos. Solo cuando decidí centrarme en lo que realmente me hacía sentir bien, en lo que resonaba con mi verdadero yo, comencé a ver cambios significativos y duraderos.

Al adoptar hábitos que se alineaban con mi bienestar interno y al reconocer mi capacidad de elección, pude crear un estilo de vida que me llena de satisfacción y felicidad. Este es el mensaje que quiero compartir contigo: el verdadero cambio empieza dentro. Al buscar el bienestar desde dentro y alinear nuestras acciones con nuestro verdadero ser, podemos lograr una transformación auténtica y sostenible.

En *El cambio empieza dentro,* mi objetivo es inspirar a otros a iniciar su propio viaje de transformación interna, para que puedan experimentar los beneficios duraderos de un cambio que nace del amor propio y la autenticidad. Porque cuando el cambio empieza dentro, el impacto positivo se extiende a todas las áreas de nuestra vida, creando un ciclo de bienestar y satisfacción continua. Y esto, aunque parezca muy filosófico o *happy flower,* créeme que es lo único que hará que tu proceso de cambio sea exitoso, duradero y, más allá de ello, será lo que te haga sentir en paz con la comida, con el ejercicio, con tu cuerpo y con tu día a día.

2
Mi vida antes del cambio

2.1. Percepciones previas al cambio

No sé si a ti te pasará lo mismo que me sucedía a mí, pero, antes de mi cambio, cuando veía a personas muy deportistas, que se alimentaban bien, que se mantenían en forma sin apenas esfuerzo (o eso creía yo), daba por hecho que esas personas habían sido siempre así, habían nacido con esa facilidad para hacer buenas elecciones y tenían una genética privilegiada. Emitía estos juicios sin tener toda la información sobre sus vidas, su contexto e historia personal. Sin tener en cuenta si esas personas habían tenido o tenían algún trastorno alimentario o si habían pasado por alguna enfermedad que les hubiese hecho replantearse la vida y la salud. No me cuestionaba si habían crecido quizá en familias muy concienciadas en los hábitos de vida saludable o incluso daba por hecho que esas personas nunca habían fumado, ni habían padecido de obesidad, ni mucho menos habían sido sedentarias. ¡Damos tantas cosas por sentadas sin saber lo que hay detrás!

2.2. Impacto de las redes sociales

Esto sucede mucho en redes sociales. Antiguamente podías compararte con tu círculo cercano, conocidos de clase, de la universidad o del trabajo. Con familiares o amigos. Por supuesto, desde la televisión y las revistas también recibíamos, y seguimos recibiendo, muchos *inputs* sobre los cánones de belleza del momento.

No obstante, con la llegada de internet y las redes sociales a nuestras vidas, las cuales han irrumpido como un huracán, tenemos a golpe de clic a miles y miles de personas con las que compararnos a diario. La mayoría van a exponer el lado más positivo de sus vidas, sus logros y las fotos en las que se ven bien. En primer lugar, porque nos gusta compartir con el resto aquello que nos hace sentirnos orgullosos y felices, pero también puede que sea para lograr aceptación y reforzar así nuestra autoestima y sentido de pertenencia.

Pero ¿cómo impacta esto en las personas que reciben esta información sin conocer el contexto? En primer lugar, puede derivar en una bajada de su autoestima, pues ver el mejor lado de la vida del resto nos puede hacer sentir que no somos válidos y llegar a generar una opinión negativa de nosotros mismos. En segundo lugar, esta comparación constante, junto a una baja autoestima y la persecución constante de un ideal, nos puede llevar a un estado de ansiedad al no lograrlo, o incluso al lograrlo y no querer perderlo, y al miedo a exponernos al juicio ajeno: «¿Qué pensarán de mí?».

2.3. Mi vida antes del cambio

Pues bien, algo así sentía yo antes de mi cambio. No hacía ejercicio, no me alimentaba correctamente y tenía malos hábitos como fumar. Miraba con cierta envidia a las personas que lograban hacer lo que yo sabía que debería hacer, pero me limitaba a creer que yo «no era como ellas». Como si cuando naces te repartieran las cartas con las que vas a jugar el resto de la partida de tu vida y no pudieras cambiarlas. A mí no me habían repartido la de la fuerza de voluntad ni la de la habilidad para el ejercicio. En cambio, a esas otras personas que yo veía que disfrutaban con su estilo de vida saludable, sí.

Y con esta mentalidad fue como pasé mis primeros treinta años de vida, alimentándome francamente mal, a base de pizza, pasta, bocadillos, arroz, hamburguesas, dulces, zumos y algunos guisos de mi madre, que, desesperada, me daba casi por imposible.

Hasta los doce años, sobreviví comiendo bastante poco. Quiero matizar que esto de poco o mucho es una manera algo subjetiva de verlo. ¿Poco con respecto a quién? ¿Qué es poco y qué es mucho? Yo era una niña feliz y estaba sana, no recuerdo haber pasado hambre. Pero sí recuerdo que mi madre sufría intentando que comiera y me acabase algún día la comida del plato. Tenía muy poco apetito, tanto de aquello que me gustaba como de lo que no.

En cuanto al ejercicio y la actividad física, me movía como cualquier niña de mi edad. Estuve apuntada a distintas actividades extraescolares, como natación, baile y balonmano, además de la asignatura de Educación Física del colegio. No destacaba por ser una gran deportista.

A partir de los doce o trece años empecé a comer más cantidad. Eso sí, no me servía cualquier alimento. No quería verduras, no quería pescado, no quería legumbres, ¡no quería casi de nada! Por supuesto, todo lo que fuera pasta, fiambre, bocadillos, pizza, salsas, patatas fritas, chucherías, bollería, zumos y demás alimentos sabrosos y nada recomendables para mi salud, ¡bienvenido era!

Las verduras, en fotografía. En mi mente no entraba la posibilidad de comerlas, ni por un segundo. De verdad, llegué a pensar que, en el reparto de los genes al nacer, a mí me había tocado el que te imposibilita disfrutar del sabor de las verduras como lo hacían otras personas.

«A mí no me gustan las verduras». Ese era mi mantra y ya estaba todo dicho. Era inamovible.

En cuanto al tema del ejercicio, una vez que la educación física dejó de formar parte del currículum escolar, abandoné mi *exitosa* carrera deportiva. No me llamaba la atención ni lo más mínimo. En este caso, mi lema era: «No corro ni aunque me persigan». ¡Cómo puede cambiar una persona!

Con veintiséis años volé del nido, me independicé junto a mi pareja, y tenía que empezar a prepararme mis propias comidas. Hasta este momento mi alimentación era bastante desequilibrada, pero contaba con mi madre, que al menos cocinaba platos más saludables para que no todo fuesen ultraprocesados. Una vez independizada, tenía vía libre para cocinar y comer lo que me apeteciera. Y mis elecciones seguían siendo las peores.

2.4. Problemas de salud y cambio físico

Aún no te he hablado ni de mi evolución física ni de salud, porque mi peso corporal no había experimentado cambios y mi salud era buena. Pero fue después de independizarme cuando empecé a ganar peso de manera progresiva y cuando aparecieron mis problemas de salud.

Con respecto al peso, era algo que me preocupaba por una cuestión meramente estética. Mi cuerpo empezó a cambiar y con esto vinieron los complejos: que si la barriga, que si los brazos. Decidí hacer algunas dietas esporádicas basadas en una restricción calórica muy grande, perdiendo peso de manera muy rápida y con unos rebotes tremendos que siempre añadían algún kilo extra de regalo.

Además, durante este periodo tuve que someterme a varias pruebas diagnósticas para descartar patologías digestivas que me pudieran estar provocando la multitud de desajustes que padecía. Todo salía «normal», pero yo seguía con mis problemas intestinales que me impedían hacer una vida tranquila. Estreñimiento, dolor e hinchazón abdominal, diarreas e incluso problemas circulatorios y dolores articulares.

Ya con un sobrepeso evidente, que se debía principalmente a mi estilo de vida sedentario y a mis malos hábitos alimentarios, me quedé embarazada. La sorpresa es que ¡venían dos! Fue un embarazo de riesgo desde casi el principio, por lo que pasé prácticamente cinco meses tumbada en la cama. De esta manera, el 2 de junio de 2015 vinieron al mundo mis mayores tesoros: mis mellizos Miguel y Vega. Después de tantos meses de inactividad, di a luz con muchísimos más kilos de los que pesaba cuando me quedé embarazada. Algo que, por supuesto, puede entrar dentro de la absoluta normalidad de un embarazo. De hecho, en ese momento no me preocupaba, tenía asuntos mucho más importantes que atender. No obstante, mentiría si digo que, cuando me miraba al espejo, no me reconocía, no me gustaba lo que veía. El principal problema es que, como no tenía buenos hábitos de alimentación y el ejercicio brillaba por su ausencia, dos años después de ser madre no solo no había vuelto a mi peso anterior, sino que continuaba aumentando. Mis problemas intestinales seguían ahí, más intensos si cabe, y los problemas en mi piel, padezco de rosácea, se agudizaron.

2.5. La búsqueda de un punto de inflexión

Era evidente que iba cuesta abajo y sin frenos. No me gustaba cómo me veía, mi cuerpo me estaba pidiendo a gritos, con multitud de síntomas, un cambio de hábitos. Pero yo seguía sin ser capaz de tomar la iniciativa. Y es que ¿cómo cambia una persona, desde cero, su alimentación, su estilo de vida y su mentalidad? Supongo que para resolver esta pregunta es para lo que estamos aquí. Y voy a serte muy sincera: cada persona debe encontrar su propio camino. El mío está marcado por mis vivencias, mi contexto y mi realidad. Por supuesto, habrá puntos en común con el tuyo, en los que te verás reflejado, y otros en los que no. No obstante, gracias a mi experiencia profesional como dietista, te contaré las que yo considero que son las claves para iniciar un cambio real, un cambio duradero, un cambio desde dentro.

3
Cuándo hice el clic

3.1. Introducción

Antes de pasar a desvelarte el hecho crucial que desencadenó mi transformación personal y me impulsó a iniciar un cambio significativo en mis hábitos, es importante comprender el origen de toda acción importante en nuestra vida: la motivación. La motivación es la fuerza que nos impulsa a actuar y a perseguir nuestros objetivos. Sin ella, cualquier esfuerzo de cambio queda vacío y carente de dirección.

En este capítulo, quiero compartir contigo cómo un momento específico en mi vida me llevó a hacer clic. Cada persona puede tener un desencadenante diferente, incluso espero que este libro se convierta en uno para alguno de sus lectores, pero es importante verlo y afrontarlo con determinación.

Es fundamental que entendamos qué es la motivación, de

dónde proviene y los diferentes tipos que existen. Este conocimiento nos permite entender la profundidad y el poder de esa fuerza interna que nos mueve hacia la transformación personal.

3.2. La fuerza de la motivación

La motivación es la fuerza interna o externa que impulsa a una persona a actuar, a tomar decisiones y a perseguir objetivos. Es lo que nos mueve, lo que nos da el impulso necesario para iniciar y mantener comportamientos orientados a alcanzar nuestras metas. Etimológicamente, la palabra motivación proviene del latín *motivus*, que significa «movimiento» o «causa del movimiento». Es decir, es aquello que nos pone en marcha hacia el objetivo deseado, lo que nos mueve a la acción.

Existen varias teorías y visiones acerca de la motivación y vamos a hablar sobre una de las más relevantes, para entender mejor todavía de dónde nace esa fuerza que nos anima a caminar hacia nuestras metas y objetivos.

3.3. La teoría de la autodeterminación y el cambio de hábitos

La teoría de la autodeterminación (TAD), desarrollada por Edward L. Deci y Richard M. Ryan, propone un marco para entender la motivación humana y su relación con el cambio de hábitos. Esta teoría se centra en el origen de la motivación, distinguiendo entre la motivación intrínseca (hacer algo por el placer y satisfacción inherente a uno mismo) y la motivación extrínseca (hacer algo por una recompensa externa). Al aplicar esta teoría al cambio de hábitos, podemos comprender mejor cómo las necesidades psicológicas fundamentales de autonomía, competencia y relación social influyen en nuestra capacidad para adoptar y mantener nuevos comportamientos.

Autonomía: el poder de la elección

La necesidad de autonomía se refiere a la sensación de ser los autores de nuestras propias acciones y decisiones. Cuando sentimos que elegimos libremente nuestros hábitos y comportamientos, estamos más motivados a seguirlos. Este sentido de control personal es crucial para el cambio de hábitos duraderos y sostenibles en el tiempo.

Si tienes hijos o vives rodeado de niños, verás cómo cambia su motivación en función de si les damos una orden para que realicen una acción o si, por el contrario, les ayudamos a entender la importancia de dicha acción y nace de ellos mismos la necesidad o motivación para realizarla.

Esto, aplicado al cambio de hábitos, se puede ver reflejado a la hora de hacer ejercicio. Sabemos que tenemos que hacer ejercicio porque es algo bueno para nosotros, pero en función del grado de autonomía a la hora de elegirlo, será más o menos probable que logremos generar adherencia o no.

Elegir una rutina de ejercicio que disfrutes, en lugar de seguir una impuesta por otros, aumenta la probabilidad de que mantengas esa rutina a largo plazo. Cuando decides caminar por el parque porque te gusta la naturaleza y te hace sentir bien, en lugar de obligarte a ir al gimnasio porque alguien te lo sugirió o simplemente porque escuchas a diario en redes sociales que es lo mejor para perder peso, estás actuando desde la autonomía.

A nadie le gusta sentirse obligado a hacer algo, se acaba convirtiendo en una especie de castigo o incluso tortura, por lo que las probabilidades de éxito se reducen drásticamente. Así que cuando me preguntan: «¿Qué ejercicio debería realizar? ¿Cuál es el más efectivo para bajar de peso?», siempre respondo lo mismo: «El mejor ejercicio será aquel que te guste, que se adapte a tus circunstancias y capacidades y te permita mantenerlo en el tiempo lo suficiente como para crear una rutina estable y duradera».

> **CONSEJOS**
>
> - Identifica actividades que realmente disfrutes y que se alineen con tus valores y preferencias personales.
> - Permítete experimentar y elegir lo que mejor funcione para ti sin sentirte obligado por normas o modas externas.

Competencia: sentirse capaz y válido

La necesidad de competencia se refiere al deseo de sentirnos válidos y capaces de realizar tareas y alcanzar objetivos. Cuando creemos en nuestra capacidad para cambiar y vemos progresos tangibles, nuestra motivación se fortalece.

Establecer metas alcanzables y celebrar los pequeños logros puede aumentar tu sensación de competencia. Si empiezas corriendo pequeñas distancias y gradualmente aumentas el tiempo y la intensidad, notarás mejoras en tu rendimiento. Esta sensación de logro y capacidad refuerza tu compromiso con el nuevo hábito.

Cuando me inicié en el mundo del running, no te voy a negar que el hecho de verme cada vez más delgada era algo que me motivaba. En parte, sentía que eso era lo que se esperaba de mí y de mi proceso. El problema era que, si me pesaba y había aumentado el número de la báscula o me sentía más hinchada o menos favorecida un día, me desmotivaba.

Entonces, ¿qué fue lo que hizo que me enganchara? Jamás había realizado actividad física a ese nivel, por lo que con constancia y perseverancia fui logrando avances que creía imposibles tiempo atrás. Al principio no era capaz de aguantar ni cinco minutos seguidos corriendo, pero, poco a poco, con el pasar de las semanas, no solo fui siendo capaz de aumentar mi resistencia, sino que empecé a trabajar en la mejora de mis tiempos y distancias. Cada vez que lograba correr una distancia en menos tiempo o me ponía un objetivo y lo cumplía, cada vez que cruzaba una meta en una carrera o finalizaba un entrenamiento que me imponía por su nivel de exigencia, me sentía poderosa, me sentía capaz. Sentía que estaba diciéndole a esa Isabel del pasado que creía que no había nacido para ser deportista que ella también podía hacerlo.

Esa sensación de sentirse capaz era muchísimo más motivadora que el número de la báscula. No necesitaba validación externa, pues su fuerza me llenaba hasta tal punto que me sentía capaz de cualquier cosa que me propusiera.

CONSEJOS

- Establece metas realistas y alcanzables que te permitan ver y sentir tu progreso.
- Mantén un registro de tus logros para reforzar tu sentido de progreso y capacidad.

Relación social: conexión y apoyo

La necesidad de relación social implica sentirnos conectados y respaldados por los demás. Tener un entorno de apoyo y relaciones significativas puede ser un poderoso motivador para mantener nuevos hábitos.

Tener el apoyo de tus seres queridos o unirte a un grupo de personas que comparten tus objetivos, como un club de corredores o un grupo de apoyo para una alimentación saludable, te proporciona el respaldo emocional necesario para seguir adelante. El apoyo y la motivación mutua en estos grupos refuerzan tu compromiso y te ayudan a superar casi cualquier desafío.

Esto es algo que también descubrí con el running y posteriormente el CrossFit. El poder de la comunidad es, sin lugar a dudas, uno de los factores del éxito en mi progreso.

En efecto, comprometerse con uno mismo debería ser el principal motor para realizar aquellas acciones que sabemos que son positivas para nosotros pero que no siempre nos apetecen. No obstante, cuando también te comprometes con otros, la fuerza se duplica.

Por otro lado, cuando compartes una afición con otras personas, te sientes comprendido y apoyado. Son personas que disfrutan de lo mismo que tú, que sufren por igual con determinados entrenamientos, que tienen una palabra de ánimo y aliento esos días en los que todo cuesta más y, sobre todo, te animan a superar tus límites. Límites que quizá, entrenando solo, no te hubieses planteado traspasar.

> **CONSEJOS**
>
> - Busca el apoyo de amigos, familiares o grupos que compartan tus objetivos y valores.
> - Comparte tus experiencias y logros con otros para fortalecer las conexiones y recibir ánimo.

Al centrarte en estas necesidades, en lugar de hacerlo exclusivamente en un número en la báscula, no solo mejorarás tus posibilidades de éxito, sino que también harás que el proceso de cambio sea más agradable, divertido y alineado con tu verdadero yo. Sentirte bien, capaz y con energía no solo es el resultado de nuevos hábitos, sino también la clave para mantenerlos de manera sostenible en el tiempo.

3.4. Mi motivación personal para el cambio

Ahora sí, voy a contarte cuál fue mi principal motivación para cambiar de raíz mis hábitos.

Aunque ya te he comentado que, en el punto en el que me encontraba dos años después de dar a luz, donde no me sentía cómoda con mi cuerpo, estaba siempre cansada y sin motivación, no fue hasta que un hecho inesperado ocurrió en mi entorno cuando todo empezó a cambiar.

Mi madre, que no destacaba por tener unos buenos hábitos, tuvo un accidente en el que se fracturó un brazo. Algo que, en principio, no era grave. No obstante, debía ser intervenida y, para ello, debía someterse a una anestesia general, con todo lo que ello implica. Sinceramente, este hecho me preocupó, pues conocía los riesgos de una intervención quirúrgica con anestesia general en personas que padecen de patologías crónicas derivadas de sus malos hábitos. Por suerte, la intervención fue todo un éxito y se despertó de la anestesia con una recuperación por delante.

Debía pasar una temporada en mi casa para que la ayudara en las labores básicas y en sus cuidados. Y, en este punto, tuvimos una conversación: ella debía cambiar sus hábitos para mejorar su salud, yo era consciente de que los míos tampoco eran los adecuados y eso me llevaba a un estado de insatisfacción conmigo misma, además de problemas digestivos y de piel, y mis hijos iban a cumplir dos años en poco tiempo y necesitaban contar con un buen ejemplo en casa.

Pero esta vez, cansada de dietas para adelgazar, decidí cambiar el chip y buscar un enfoque distinto: quería cuidar mi salud y la de mi familia.

Fue así como empecé a buscar información por internet, a seguir a grandes profesionales de la nutrición y la salud que divulgaban lo que es realmente una alimentación saludable, y a leer libros sobre todos estos temas que cada vez me interesaban más.

Leí muchísimo, y sigo haciéndolo, porque conocer el efecto que tienen los alimentos que ingerimos en nuestra salud fue un descubrimiento revelador para mí. Conforme pasaban las semanas e iba aplicando los conocimientos que iba adquiriendo al leer a estos profesionales, mi cuerpo iba notando los efectos de mi nueva alimentación. Y no estoy hablando de la pérdida de peso, que por supuesto también iba siendo cada vez más visible, sino de la regulación de mi sistema digestivo y de la energía y vitalidad que de repente sentía.

Y si con mi cambio de alimentación noté todas estas transformaciones, fue con el ejercicio físico, que llegó unos meses después, con lo que pasé al siguiente nivel de la partida.

El ejercicio no solo no me agotaba, sino que me proporcionaba la energía que me faltaba. Sentía, y siento, que me comía el día con patatas. Descubrí que podía conquistar metas que creía imposibles. Reparó la autoestima que tenía dañada. Y no porque, una vez más, los cambios a nivel físico fuesen visibles, que lógicamente lo eran, sino por verme capaz de hacer algo totalmente inimaginable para mí.

Las personas sanas y deportistas siempre eran otras que, según mi percepción, eran mejores que yo. Yo no me contaba entre ese tipo de personas. Y descubrí que estaba equivocada, que lo único que me diferenciaba de esas personas es que ellas habían iniciado el camino antes que yo, y que éramos igual de válidas y capaces. Sentir eso es algo que todos deberíamos poder experimentar. Sentir que, si lo intentas, puedes conseguirlo y derribar limitaciones mentales que nos hemos autoimpuesto te empodera y te hace libre.

Formamos parte de una sociedad que vive con la preocupación constante y desmedida por la apariencia física y la imagen. Crecemos escuchando comentarios sobre nuestros cuerpos y sobre el cuerpo de los demás.

Vivimos con la idea de que existe un cuerpo perfecto, ideal, al que todos tenemos que aspirar. Es por ello por lo que entramos en la espiral de la cultura de la dieta, que nos absorbe y condiciona nuestras vidas. Queremos cumplir con el prototipo establecido, queremos encajar y necesitamos la aprobación del resto.

Todo esto hace que, sobre todo las mujeres, pasemos los mejores años de nuestra vida preocupadas por una báscula, por una talla, por un espejo, matándonos de hambre con dietas imposibles, tapando nuestro cuerpo por no considerarlo digno, prohibiéndonos alimentos por no merecerlos.

Muchas personas acaban en el peor escenario posible que es el de los trastornos de la conducta alimentaria (TCA). Hace poco escuché a una nutricionista decir que, en las culturas donde no se le da tanta importancia a la imagen corporal, tribus que viven desconectadas de la locura occidental, los TCA son meramente anecdóticos.

Salirse de este paradigma es muy difícil, pues hemos crecido recibiendo infinidad de mensajes sobre lo que es y lo que no es un cuerpo bonito, y es una tarea sobrehumana intentar desterrarlos de nuestra mente a la primera de cambio.

Mentiría si te digo que a mí, en la actualidad, no me importa mi imagen corporal. Claro que me importa, pero he encontrado otros motivos por los que cuidarme que han hecho que el componente estético se vaya reduciendo y no me condicione a nivel emocional como lo hacía antes.

Como te comentaba al inicio de este capítulo, fue la búsqueda de la salud tanto para mi familia como para mí lo que me hizo el primer clic en mi cabeza. No buscaba información sobre dietas milagro como había hecho hasta entonces, sino que me informaba sobre nutrición desde el punto de vista de la salud. Quería estar sana, no enfermar por culpa de mi alimentación. Esa era mi principal motivación.

Mi salud y la de los míos

En el pasado, cuando intentaba hacer dieta, la hacía yo. El resto de mi familia no, ellos seguían con su alimentación habitual. Si, en teoría, estaba cuidándome, ¿por qué no lo podía compartir con ellos?

Cuando inicié el cambio de hábitos, todo fue distinto. Esta vez no estaba haciendo dieta, estaba aprendiendo a comer de manera saludable. Buscaba mi salud y la de mi familia, y lo que era bueno para mí era bueno para ellos. No contábamos calorías ni nos prohibíamos alimentos por su aporte energético. Simplemente nos centramos en comer de manera saludable.

Además, preocupada también por mi salud, empecé a moverme más y a hacer ejercicio. El sedentarismo mata en el mundo a las mismas personas que el consumo de tabaco. ¿Cómo te quedas? Cuando lo leí, me impresionó mucho. Sabía que hacer ejercicio es bueno por los beneficios que aporta, pero no era conocedora del efecto devastador de no hacerlo.

No somos conscientes de la importancia vital de mantenernos activos. Un tercio de las personas que no realizan ejercicio de manera habitual desconocen el daño que hacen a su cuerpo privándolo de algo tan necesario. Más tarde hablaremos del ejercicio.

Energía y vitalidad

Algo que siempre había escuchado a las personas que habían experimentado un cambio de hábitos como el que iba a iniciar yo era que se sentían mucho más enérgicas y vitales.

Antes de cambiar mis hábitos, estaba cansada a diario. Cualquier actividad que se saliera de mi rutina me provocaba rechazo y una gran sensación de pereza. La manera en que lo suelo describir es que «vivía cansada». ¿Te suena esa sensación? Desde esta posición, el hecho de que me dijesen que debía hacer ejercicio me parecía un reto titánico. Con lo cansada que me sentía, ¿cómo iba a ser capaz de sacar la fuerza para hacerlo?

Suelo ser una persona bastante escéptica, para todo. Muchas veces me cuesta creer algo que no he sentido o experimentado, por eso siempre estoy leyendo y probando en mí misma si lo que se dice es así también para mí.

En este caso, no me cabe la menor duda de que esto es así: comer de manera saludable y hacer ejercicio te convierte en una persona más enérgica y vital. ¿Y por qué pasa esto?

En el caso de la alimentación parece que lo tenemos más claro. Si llenamos nuestro organismo de nutrientes, vitaminas y minerales que son buenos para su correcto funcionamiento, lo lógico es que nos devuelva el favor con grandes dosis de energía, vitalidad y buen estado de ánimo.

Además, el sistema nervioso utiliza, para su comunicación interna, unas sustancias químicas llamadas *neurotransmisores*, que se crean y sintetizan a través de lo que comemos. Entre estos neurotransmisores se encuentra la serotonina, que repercute de forma directa en el ánimo.

Cuando comemos los alimentos que se ha demostrado que son los más saludables (vegetales, frutas, legumbres, proteínas de origen animal de calidad, etcétera) y contienen triptófano, sustancia que facilita el aumento de la serotonina, mejora nuestra energía y nos sentimos más fuertes.

Con respecto al ejercicio y al movimiento, se ha demostrado que las personas que lo realizan de manera regular gozan de una mejor salud mental que aquellas que tienen un estilo de vida más sedentario.

Esto es, en parte, porque las endorfinas también aumentan durante la práctica deportiva. Estas son las encargadas de proporcionarnos felicidad tras el ejercicio, además de actuar como analgésico natural y disminuir el estrés y la ansiedad. Es lo que yo he acuñado como «mi chupito de endorfinas».

Por otro lado, más allá del impacto a nivel físico, cabe destacar la sensación de sentirse capaz, de superarse y de vencer nuestra pereza y autolimitaciones.

Todo esto nos hace sentirnos poderosos, como digo yo, y llenarnos de energía y buen rollo para el resto del día. Es un antidepresivo natural.

Superación personal

No me cansaré de repetirlo: si a mí me dicen hace años que iba a entrenar seis días por semana, que me iba a enganchar totalmente al ejercicio y que iba a disfrutar como nadie de una rica ensalada o unas verduras asadas, me habría echado a reír.

«Lo siento, pero te has equivocado de persona, eso no es para mí», habría contestado.

Pero llega el día en el que decides darte la oportunidad, poco a poco, y vas viendo que sí. Que sí puedes. Y ves que puedes ir mejorando y superando obstáculos y barreras día a día. Vas traspasando los límites que tú misma te habías impuesto. Adoptas, casi sin darte cuenta, nuevos hábitos y nuevas formas de pensar.

Y esa sensación que experimentas al crecer y desarrollar todo tu potencial, déjame que te diga, no tiene precio. Vale mil veces más que un número en una báscula, que una talla de pantalón o que unos abdominales marcados.

Puede parecer difícil llegar a este punto, pero forma parte de un proceso de cambio de paradigma, de cambio de relación con la comida, con el ejercicio y con tu cuerpo. Lo veremos con más detenimiento un poco más adelante.

4
Las fases del cambio

4.1. Reflexión previa al cambio

Antes de iniciar cualquier proceso de cambio, principalmente cuando se trata de uno importante que ocasionará un fuerte impacto en nuestras rutinas diarias, en nuestro entorno y relaciones e incluso en nuestra mentalidad, debemos parar y reflexionar. La reflexión previa, con todo lo que ello implica a nivel de análisis, autoobservación, concreción del objetivo y planificación, supone bajar a la tierra aquello que ronda en nuestra mente, en nuestros deseos y pensamientos, para así darle forma, ponerle palabras y hacerlo realidad.

Y no estoy hablando únicamente de un cambio a nivel de hábitos o estilo de vida, sino también de un cambio de profesión, de estudios, de trabajo, de ciudad… Todos esos cambios van a traer consigo obstáculos, desafíos, incomodidades, a la par que recompensas, satisfacciones y alegrías. Para todo ello, debemos estar preparados, debemos tener el coraje suficiente para conocer nuestras debilidades y fortalezas, así como nuestro punto de partida, para poder de esta manera trazar el rumbo de nuestro viaje.

Imagina que llevas deseando toda tu vida hacer un viaje a París. Te ves paseando a orillas del río Sena, posando frente a la torre Eiffel para enviar la típica foto a tus familiares y amigos, probando los mejores cruasanes de la ciudad y admirando las obras de arte del Louvre. Siempre te dices: «Algún día, a ver cuándo es posible, me encantaría ir a París». Es genial, ese deseo de ir es la chispa que puede, o no, encender la llama. Que la llama prenda y el deseo se convierta en una realidad dependerá de muchos factores, intrínsecos y extrínsecos, es decir, dependerá de lo que tú hagas y también de lo que pase a tu alrededor y te afecte directamente a ti y a tu deseo. Pero es evidente que tú no irás a París si no te sientas a elaborar un plan.

Para empezar a diseñar tu plan, deberás ir haciéndote las preguntas necesarias previamente. ¿Qué necesito para ir a París? ¿De cuánto presupuesto dispongo? ¿Qué cantidad necesito ahorrar y en cuánto tiempo podré lograrlo? ¿Estoy dispuesta a sacrificar algunos gastos más superfluos? ¿Entiendo que cuando rechace algún plan o me resista a comprar determinados productos sentiré incomodidad? ¿Entiendo que la incomodidad será pasajera y que el deseo de ir a París es más poderoso? ¿Tengo los conocimientos necesarios para organizar mis finanzas familiares y personales? ¿Cómo será mi plan de ahorro? Todas estas preguntas, y algunas más, son las que me tendré que hacer para poder realizar ese viaje que llevo tanto tiempo soñando. Porque, de una vez por todas, quiero que deje de ser un deseo y pase a ser una realidad.

> Un objetivo sin un plan es solo un deseo.
> Saint-Exupéry

Trasladando esta reflexión a nuestro cambio de hábitos, lo primero que te propongo es hacerte toda una batería de preguntas que te ayuden a definir correctamente tu objetivo y, posteriormente, elaborar tu propio plan. No obstante, antes de ayudarte con ellas, debes conocer cuál es tu disposición al cambio.

4.2. La disposición al cambio

La disposición al cambio se refiere a la actitud, apertura y capacidad de un individuo para aceptar, adaptarse y mantener nuevos comportamientos o rutinas en su vida diaria. Es la voluntad y la habilidad de una persona para modificar sus hábitos actuales adoptando nuevas prácticas que pueden mejorar su bienestar, eficiencia o calidad de vida.

Algunos aspectos clave para poder evaluar cuál es nuestra disposición al cambio serían, por ejemplo, la actitud (positiva o negativa), el grado de flexibilidad o rigidez, la forma de enfrentarse a desafíos (proactividad o reactividad), así como la capacidad de aprendizaje y la resiliencia.

Cabe señalar que la disposición al cambio en una persona puede ser influenciada no solo por factores intrínsecos, sino también en gran medida por factores extrínsecos, que no dependen directamente de ella. Estos factores pueden determinar cómo una persona percibe y responde a la necesidad de cambiar, así como su capacidad para implementar y mantener nuevos hábitos.

Como ves, no todo depende siempre de ti. Es imposible tener el control de la situación, incluso cuando se refiere a estar dispuesto a cambiar. ¿Qué pretendo decirte con esto? Que no caigas en el error de simplificarlo todo en «No tengo fuerza de voluntad». Puede que sea la explicación más rápida y que, en el momento de decirlo, te genere cierta seguridad al ofrecer una respuesta a tu inquietud. Pero déjame decirte que eso, a medio-largo plazo, no va a solucionar tu problema. Es necesario, por tanto, conocer qué factores influyen en mi disposición al cambio, analizarlos y, como siempre digo, jugar con las cartas que la vida me ha repartido. No existe la jugada ideal, ni una única mano de cartas ganadora, por lo que aprender a combinarlas y sacarles el máximo partido es fundamental.

Factores intrínsecos

Los factores intrínsecos se refieren a características, atributos o aspectos internos de una persona que influyen en su comportamiento, pensamientos y emociones. Estos factores están inherentemente ligados a la propia naturaleza de la persona y pueden incluir aspectos biológicos, psicológicos, emocionales y de personalidad.

Los factores intrínsecos pueden ser más difíciles de modificar en comparación con los factores externos, pero aun así pueden ser influenciados y cambiados en cierta medida.

Gracias a la neuroplasticidad, el cerebro puede cambiar y adaptarse a lo largo de la vida en respuesta a nuevas experiencias, aprendizaje y práctica. Esto significa que las habilidades cognitivas, como la memoria y la resolución de problemas, pueden mejorarse a través del entrenamiento y la práctica repetida.

Aunque de entrada una persona pueda encontrar más dificultad que otra a la hora de enfrentarse a nuevos desafíos, a través del autoconocimiento, la reflexión y el crecimiento personal puede trabajar en aspectos de su personalidad, como la inteligencia emocional y la resiliencia, para mejorar sus emociones y su capacidad para afrontar esos retos.

En ocasiones, será necesario acudir a ayuda psicológica profesional que nos dote de herramientas para enfrentar los obstáculos y dificultades que nos encontremos en el camino hacia el cambio. También nos permitirá modificar patrones de pensamiento y de conducta que pueden estar influyendo negativamente en nuestra relación con la comida o ejercicio, así como en nuestra propia percepción corporal.

Pensar que comer bien y hacer ejercicio es la respuesta a la pregunta de cómo abordar un cambio de hábitos o estilo de vida es reduccionista y sumamente injusto con las personas que han probado mil dietas y ejercicios y no consiguen su objetivo. Y es que, tras mi experiencia personal y profesional, me he dado cuenta de que tanto los planes de alimentación como las rutinas de ejercicio, realizadas por profesionales habilitados, no suelen diferir mucho unos de otros y, como norma general, deberían ser efectivos para la gran mayoría de las personas. Pero todos sabemos que esto no es así, incluso existen estudios que lo corroboran. Una revisión de estudios realizada por la UCLA (Universidad de California en Los Ángeles) encontró que entre el 80 y el 95 por ciento de las personas que hacen dieta recuperan el peso perdido dentro de los 2 a 5 años posteriores. Esta revisión sugiere que las dietas y programas de pérdida de peso tradicionales tienen una tasa de éxito limitada a largo plazo.

¿Me estoy contradiciendo entonces? Si por un lado digo que, a nivel nutricional y de actividad física, las planificaciones elaboradas por profesionales del sector deberían ser efectivas para la mayoría de las personas, ¿por qué la tasa de éxito apenas llegaría al 10 por ciento?

En mi opinión, porque nos olvidamos del factor psicológico, entre otros. Esto lo abordaremos en el bloque de mentalidad para el cambio.

Volviendo a los factores intrínsecos que se relacionan con la disposición al cambio, voy a destacar algunos que me parecen especialmente relevantes.

1. La personalidad

Nuestra personalidad determina en gran medida cómo pensamos, sentimos y nos comportamos. Hay personas, por ejemplo, que tienen un mayor grado de apertura a la experiencia, por lo que suelen ser más receptivas a nuevas ideas y cambios. También podemos destacar como rasgo de personalidad la resiliencia de la persona, es decir, la capacidad para recuperarse de contratiempos y adaptarse a nuevas situaciones. Y, por último, la autoconfianza o autoestima. Creerse capaz de hacerlo y lograr el objetivo es un rasgo de personalidad que remará a nuestro favor.

2. La motivación intrínseca

Con ello me refiero al deseo interno de mejorar o cambiar algo de nosotros mismos para satisfacer nuestros propios deseos e intereses personales. Para ello es importante tener claros nuestros objetivos en la vida, así como los valores por los cuales nos guiamos.

3. Actitud y mentalidad

Carol Dweck, en su libro *Mindset. La actitud del éxito*, diferencia entre la mentalidad de crecimiento y la mentalidad fija.

    a. La **mentalidad de crecimiento** se basa en la creencia de que las habilidades y la inteligencia pueden desarrollarse y mejorarse a través del esfuerzo, la práctica y el aprendizaje continuo. Las personas con una mentalidad de crecimiento ven los desafíos como oportunidades para crecer y aprender, y no se desaniman fácilmente por los fracasos,

sino que los consideran una parte inevitable del proceso de aprendizaje.
b. La **mentalidad fija** se basa en la creencia de que las habilidades y la inteligencia son cualidades innatas y estáticas que no pueden cambiarse significativamente. Las personas con una mentalidad fija tienden a evitar los desafíos por temor al fracaso y suelen ver los errores como una señal de falta de habilidad. Esto puede llevar a evitar situaciones en las que podrían fallar y, por lo tanto, limitar su desarrollo y crecimiento.

4. Habilidades y conocimientos

En un contexto de cambio de hábitos, podemos hablar de habilidades o conocimientos refiriéndonos a habilidades de organización y planificación, conocimientos sobre nutrición y ejercicio, técnicas de manejo del estrés, curiosidad y apertura a la experiencia, capacidad de observación y juicio crítico.

Entender lo que estoy haciendo, por qué lo estoy haciendo, sabiendo que elijo un camino y no otro por un motivo argumentado, seguramente me ayude a mantenerme fiel a mi objetivo y a mi plan de acción. Si un día hago la dieta de mi vecina Pepa «porque le funciona», al día siguiente leo en una revista que la dieta de moda de las modelos es la más efectiva y al otro veo por redes sociales el vídeo de la chica fitness de turno que me invita a hacer un reto *detox* de veintiún días para tener sus abdominales, y todo ello lo hago sin entender lo que me están ofreciendo ni a base de qué, lo más probable es que no me funcione y mucho menos que genere adhesión, pues no habrá ningún aprendizaje.

Además, pese a tener la información correcta (partiendo de que la nutrición y la actividad física no son ciencias exactas y de que existen muchos otros factores que hay que considerar), también será necesario que cuente con ciertas habilidades que me permitan implementar correctamente esos conocimientos. Habilidades que van desde la capacidad de organización y planificación hasta otras más rudimentarias como cocinar mis propios alimentos. Cada persona cuenta con unas habilidades que pueden ser más o menos innatas o para las que tenga una mayor capacidad de aprendizaje, por lo que no podemos esperar que todos empecemos nuestro cambio desde el mismo punto de salida.

Ya he dicho que, pese a que los factores intrínsecos son aquellos que dependen de uno mismo y que muchas veces vienen determinados por nuestra personalidad, genética, vivencias del pasado, educación, etcétera, es posible moldearlos gracias a la neuroplasticidad cerebral y a la creación de hábitos y cambios de patrones.

Quizá una de las recomendaciones que más he hecho en mi carrera profesional como dietista, pues a mí me ayudó muchísimo en mi cambio personal, es leer y aprender. Buscar fuentes fiables, empaparse de información. Y a partir de ahí, pasar a la práctica, desarrollar esas capacidades que todavía no tenemos afianzadas.

No se trata de sacarse unos estudios de Nutrición o de Ciencias de la Actividad Física, pero sí comprender cómo me estoy alimentando y moviendo, cuestionar si es lo que realmente me beneficia física y mentalmente. Desde aprender los principios básicos de una alimentación saludable, nutritiva y variada hasta cómo de necesaria es la actividad física diaria para el buen funcionamiento de nuestro organismo, o aprender a leer etiquetas de los alimentos que meto en mi cesta de la compra, o planificar un menú semanal y cocinar incluyendo todos los grupos de alimentos.

«La información es poder», una frase atribuida a Thomas Hobbes, subraya la importancia de estar bien informado para ejercer control y tomar decisiones acertadas. Cuando contamos con los conocimientos básicos adecuados, es menos probable que caigamos en engaños basados en fórmulas milagrosas o mitos infundados. No es necesario conocer todos los detalles, pero sí lo suficiente para desarrollar una mirada crítica que nos permita detectar señales de alerta, o *red flags*. Este conocimiento fundamental nos proporciona una base sólida para cuestionar y evaluar la veracidad de las promesas y las afirmaciones, protegiéndonos de ser manipulados por información errónea o engañosa. Esta base actúa como un faro que nos guía en el camino. Aunque enfrentemos dudas, oleaje, tormentas y marejadas durante el viaje, el conocimiento nos proporcionará la seguridad de que estamos avanzando hacia el puerto deseado.

Factores extrínsecos

Los factores extrínsecos son influencias externas que afectan la disposición de una persona para cambiar sus hábitos. Estos factores pueden provenir del entorno social, físico, cultural, económico y organizacional. A diferencia de los factores intrínsecos, que son internos y personales, los factores extrínsecos se originan fuera del individuo y pueden facilitar o dificultar el proceso de cambio de hábitos.

La cultura de la dieta, centrada en la pérdida de peso rápida y cambios superficiales en los hábitos alimentarios, suele enfocarse en los factores intrínsecos y personales, descuidando los extrínsecos. Una razón principal es el énfasis en la responsabilidad individual, promoviendo la idea de que el éxito depende casi única y exclusivamente de la voluntad y autocontrol del individuo. Esto ignora cómo el entorno y las circunstancias externas afectan la capacidad de mantener cambios saludables, culpabilizando injustamente a la persona.

Además, las industrias de la dieta y el fitness venden soluciones rápidas y fáciles, enfocándose en lo que el individuo debe hacer o consumir, sin abordar la necesidad de cambiar su entorno. La publicidad de estos productos simplifica el proceso, creando la falsa ilusión de que cualquiera puede lograr resultados espectaculares sin importar su contexto externo.

Muchas personas no son conscientes de cómo los factores extrínsecos pueden afectar a sus hábitos, y la educación sobre la influencia del entorno en la salud no es tan común. Sin esta comprensión, tanto profesionales de la salud como individuos subestiman su impacto, enfocándose únicamente en cambios internos.

Los mensajes de salud y bienestar se simplifican para ser más vendibles, omitiendo la complejidad de los factores extrínsecos: «Come menos y muévete más». Esto refuerza la idea de que el cambio es una cuestión de fuerza de voluntad, ignorando los desafíos que presenta el entorno.

Por ejemplo, Ana intenta seguir una dieta saludable y se culpa a sí misma por no tener suficiente fuerza de voluntad (¿te suena?), sin considerar cómo su entorno laboral con opciones alimentarias poco saludables influye en sus elecciones. Compra suplementos y planes de dieta que prometen resultados rápidos, sin cuestionar cómo su entorno estresante y su limitado tiempo para cocinar afectan su capacidad para mantener el plan. Ana no ha recibido información sobre cómo planificar y preparar comidas saludables de manera eficiente ni sobre cómo su entorno puede facilitar o dificultar su dieta. Recibe mensajes simplificados que perpetúan la creencia de que el éxito reside únicamente en su control personal.

En mis años como dietista he atendido y acompañado a cientos de mujeres en su propio proceso de cambio, y una de las frases más repetidas ha sido: «No tengo fuerza de voluntad». Y mi respuesta siempre ha sido la misma: «¿Estás segura de eso? Vamos a comprobarlo. ¿Te levantas cada mañana para ir a trabajar aunque te apetecería quedarte descansando un rato más en la cama? ¿Cuidas de tus parientes mayores o enfermos día tras día aunque sea una tarea pesada y poco reconocida? ¿Te desvives por darles lo mejor a tus hijos o seres queridos, aun sabiendo que eso resta tiempo de tu propio autocuidado? ¿Te cepillas los dientes cada noche antes de acostarte pese a llegar tan agotada a esa hora del día que lo único que harías es tirarte en plancha en tu cama, solo porque sabes que es bueno para ti? ¿Te propusiste aprobar esa oposición o ese título académico sacrificando tiempo familiar y de ocio y lo conseguiste?». Y podría seguir poniendo ejemplos del día a día, con el único objetivo de que seas consciente de que sí tienes fuerza de voluntad, de que sí eres una persona capaz de lograr lo que quiere, de que sí sabes posponer la gratificación inmediata en pos de una gratificación mayor a medio-largo plazo, de que sí sabes organizar tu tiempo, de que sí demuestras día a día que eres una persona que hace cosas que no le apetece hacer porque sabe que son buenas para ella y para su entorno.

Lo que ocurre es que, para lograr un cambio sostenible y efectivo, es crucial reconocer y abordar tanto los factores intrínsecos como los extrínsecos. Esto implica no solo trabajar en tu motivación y autodisciplina, sino también crear un entorno de apoyo que facilite y sostenga esos nuevos hábitos saludables.

De entre los factores extrínsecos que pueden influir en la disposición al cambio de una persona, podemos destacar los siguientes:

1. Apoyo social

Contar con una red de apoyo que incluya familia, amigos o compañeros proporciona motivación, refuerzo positivo, apoyo emocional, puesta en común de conocimientos e incluso la creación de un entorno favorable para el cambio.

Cuántas veces me habré encontrado en consulta con mujeres angustiadas porque quieren iniciar su proceso de cambio, pero no solo sienten que no cuentan con el suficiente apoyo, sino que en muchas ocasiones creen que es su propio entorno el que las boicotea.

La falta de apoyo puede hacer que los cambios parezcan más difíciles de lo que realmente son. Cuando las personas cercanas no comprenden o no comparten tus objetivos, puede resultar complicado mantener la motivación.

A veces el entorno puede sabotear tus esfuerzos de manera consciente o inconsciente. Por ejemplo, tu pareja podría seguir llevando comida poco saludable a casa, o tus amigos podrían insistir en salir a comer a lugares que no se alinean con tus nuevos hábitos alimentarios.

La presión social puede hacerte sentir que debes adaptarte a las expectativas de los demás, lo que puede dificultar la fidelidad a tus nuevos hábitos. «Chica, si por una no pasa nada». «Vive la vida, disfruta». «¿Otra vez a dieta? A ver cuánto duras».

Aunque puede ser desafiante, hay estrategias que puedes implementar para aplacar la influencia negativa de tu entorno y fomentar un apoyo más sano y positivo.

Algo que considero importante es dar ejemplo sin imponer. A nadie le gusta que lo obliguen a hacer algo, aunque en principio sea beneficioso. Desde la imposición, pocas personas logran un cambio positivo y duradero. Tú has decidido cambiar, pero esas personas no y quizá no estén en el momento de hacerlo.

En lugar de imponer tus nuevos hábitos a los demás, simplemente vive de acuerdo con ellos. Con el tiempo, tu entorno puede notar los beneficios que experimentas y sentirse inspirado para seguir tu ejemplo.

Lo malo se copia, pero lo bueno también. Tu éxito y bienestar pueden convertirse en un modelo para otros.

El apoyo social también puede ayudarnos a comprometernos y, en caso de compartir el proceso con otra persona, se genera responsabilidad mutua. Seguro que si has quedado con una amiga para ir al gimnasio es más probable que vayas, pues has adquirido ese compromiso con ella y no quieres faltar a tu palabra.

Aquí podemos hacer una reflexión que muchas veces pasamos por alto. Tengo la sensación de que vivimos tan «para fuera» que no le damos importancia a nuestra verdadera esencia. Queremos agradar, aunque eso pase por hacer cosas que no están del todo alineadas con nuestra persona. Sentimos vergüenza o culpa si desagradamos a los demás. Pero ¿cómo nos sentimos cuando hacemos aquello que nos desagrada? ¿Cómo nos sentimos cuando fallamos día tras día a la palabra que nos hemos dado a nosotros mismos?

Tenemos que encontrar dentro de nosotros ese poder que tienen otros en nuestras decisiones y en nuestro compromiso o motivación para hacer aquello que sabemos que debemos hacer. Tenemos que entender que la opinión que más debe importarnos es la nuestra, que si alguien debe estar orgulloso de nosotros somos nosotros mismos. Y, para ello, debes comprometerte y cumplir, porque cada vez que dices que vas a hacer algo y no lo haces estás fallando a la palabra que has dado a la persona más importante de tu vida: tú.

Buscar apoyo en los demás, sobre todo al principio, es positivo y, en muchas ocasiones, necesario, pero no debemos depender eternamente de los demás para comportarnos y adoptar el estilo de vida que queremos construir. Tienes que hacerlo por y para ti mismo. Debes sincerarte contigo mismo, sin excusas ni reproches que no sirven para nada, desde la más sincera comprensión sin renunciar a ser realista, responsable y sincero contigo mismo. Solo de esta forma podrás continuar tu camino hacia tus objetivos. Las personas a tu alrededor van y vienen, tienen un contexto, unas opiniones y una realidad que no tiene por qué ser la tuya. No siempre van a tener esa palabra que necesitas escuchar ni van a estar dispuestas a darte el empujón que estás esperando para avanzar. A veces, diría que casi siempre, vas a ser tú quien tire del carro. Por eso, no te falles, comprométete con el proceso (que no con el resultado, pues este nunca está asegurado) y sigue avanzando.

2. Entorno físico

Las características del entorno físico, como el hogar, el lugar de trabajo y la comunidad, juegan un papel crucial en la disposición al cambio de hábitos. Un entorno que facilita el comportamiento deseado puede marcar la diferencia entre el éxito y el fracaso. Por ejemplo, vivir en un barrio con parques bien cuidados y lugares para caminar no solo invita a salir y moverse más, sino que también crea una atmósfera saludable y activa. Imagínate despertar cada mañana y tener un hermoso parque a pocos pasos de tu puerta, donde puedes disfrutar de una caminata matutina o un trote ligero. Este simple acceso a la naturaleza puede motivarte a ser más activo sin que parezca un esfuerzo monumental.

En el ámbito laboral, el entorno también es fundamental. Si tu lugar de trabajo cuenta con un gimnasio, programas de bienestar o incluso algo tan simple como una cocina equipada con opciones saludables, estarás más inclinado a adoptar y mantener hábitos saludables. Por ejemplo, un compañero de trabajo que lleva frutas y vegetales frescos en lugar de *snacks* procesados puede inspirarte a hacer lo mismo. Además, tener instalaciones deportivas cerca, como un gimnasio accesible, una piscina o una pista de atletismo, facilita la práctica de la actividad física en tu rutina. Imagina que después de un día estresante en la oficina puedes relajarte y liberar tensiones en el gimnasio del edificio; esto no solo mejora tu bienestar físico, sino también tu salud mental.

Aunque el entorno físico influye significativamente en nuestra capacidad para adoptar y mantener nuevos hábitos, modificar esos ámbitos no es sencillo. La mayoría de nosotros no podemos mudarnos o cambiar de trabajo a voluntad, lo que limita nuestras opciones para crear un entorno que facilite los comportamientos deseados. Por ejemplo, si vives en una ciudad sin parques accesibles o trabajas en un lugar sin opciones saludables de comida, puede ser desafiante implementar cambios positivos en tu rutina. Reconocer estas limitaciones es crucial para desarrollar estrategias realistas y efectivas que se adapten a las circunstancias, buscando pequeñas modificaciones que estén bajo nuestro control. Haz lo que puedas con lo que tengas.

3. Recursos disponibles y limitaciones económicas

Los recursos disponibles, como el acceso a información y educación, así como las herramientas y la tecnología, pueden ser importantes para facilitar la adquisición de nuevos hábitos. La disponibilidad de recursos educativos y formativos nos permite aprender nuevas habilidades y adoptar prácticas saludables con mayor facilidad. Por ejemplo, contar con acceso a cursos sobre nutrición o ejercicio puede proporcionar el conocimiento necesario para hacer cambios informados y sostenibles en nuestro estilo de vida. Además, la tecnología y las herramientas adecuadas, como aplicaciones de seguimiento de actividad física o dispositivos para monitorear la salud, pueden ayudar en el cambio al ofrecer orientación y motivación continua.

Sin embargo, existen limitaciones económicas que obstaculizan nuestra capacidad para acceder a estos recursos. No todos pueden permitirse contratar servicios de un nutricionista o comprar determinados alimentos saludables que suelen tener un precio más elevado. Estas restricciones económicas complican el proceso de adopción de nuevos hábitos en tu estilo de vida. Por ejemplo, una persona puede querer seguir una dieta rica en alimentos frescos y nutritivos, pero si el coste de estos productos es prohibitivo, estará obligada a optar por alternativas menos saludables y más económicas. Esto no quiere decir que comer sano sea más caro, pero si a esto le sumamos la enorme falta de información que existe alrededor de la nutrición, es bastante probable que la persona piense que así es y que necesita realizar un gran desembolso. Del mismo modo, el precio de un gimnasio o de hacerse con equipación de ejercicio puede ser inaccesible para muchos, limitando las opciones para mantenerse activo.

Por lo tanto, si bien la disponibilidad de información y tecnología es crucial, las barreras económicas también deben ser consideradas y abordadas para hacer que el cambio de hábitos sea más accesible y sostenible para todos.

4. Experiencias pasadas

Las experiencias pasadas, tanto éxitos como fracasos, también afectan nuestra disposición actual al cambio. Si hemos tenido éxito en el pasado al intentar cambiar un hábito, esa experiencia acrecienta nuestra confianza y motivación para intentarlo de nuevo. Por ejemplo, alguien que ha logrado dejar de fumar en el pasado se sentirá más capaz de adoptar una dieta saludable. Sin embargo, los fracasos anteriores pueden generar resistencia y miedo al cambio. Si hemos intentado perder peso varias veces y no lo hemos logrado, podemos sentirnos desanimados y menos dispuestos a probar nuevos métodos por temor a fallar nuevamente. Por lo tanto, nuestras experiencias previas son una lente a través de la cual vemos nuestras posibilidades de éxito en futuros cambios de hábitos.

4.3. Resistencia al cambio

Ahora que ya sabemos qué es y cómo podemos medir nuestra disposición al cambio en función de los factores que nos afectan, vamos a hablar de la resistencia al cambio de hábitos.

La resistencia al cambio es una respuesta natural cuando intentamos modificar comportamientos establecidos. Se manifiesta como una oposición o reticencia a adoptar nuevas conductas, y puede deberse a varias razones, como el miedo a lo desconocido, la pérdida de control o experiencias negativas previas. Este fenómeno ocurre porque nuestro cerebro está programado para preferir la estabilidad y la seguridad de lo conocido, de modo que cualquier desviación de nuestra rutina habitual genera incomodidad y ansiedad.

El miedo al fracaso es una causa común: si hemos intentado cambiar hábitos antes y no hemos tenido éxito, podemos sentirnos menos dispuestos a intentarlo nuevamente. También la falta de confianza en nuestra capacidad para mantener el cambio suele ser un obstáculo significativo. El entorno social y cultural refuerza estos sentimientos cuando no apoyan activamente el cambio que buscamos.

Además de estos factores, la resistencia al cambio también suele estar profundamente arraigada en un miedo a renunciar a nuestra identidad actual y apropiarse de otra. Nuestra mente se aferra a los hábitos y comportamientos que forman parte de nuestra identidad, y cambiarlos a veces se entiende como una amenaza a quienes somos. Puedes pensar: «¿Cómo me va a molestar dejar una identidad sedentaria y de comida rápida?». Esto tiene una explicación psicológica: nuestra identidad, aunque no siempre saludable, nos proporciona un sentido de estabilidad y coherencia. La idea de convertirnos en alguien diferente genera miedo y resistencia porque implica abandonar una parte de nosotros mismos que hemos llegado a aceptar y comprender, aunque no sea beneficiosa. Este temor subconsciente crea una barrera ante el cambio, ya que nuestro yo interno se resiste a abandonar una parte integral de nuestra autodefinición.

Imagina a alguien que se identifica como una persona sociable y extrovertida. Esta persona siempre está presente en todas las cenas y eventos sociales, es la primera en apuntarse a salir a tomar unas cervezas con amigos, organiza frecuentemente comidas familiares y nunca falta a las salidas de copas y baile los fines de semana. Esta rutina social no solo forma parte de su vida diaria, sino que también define cómo se ve a sí misma y cómo la perciben los demás. Cambiar estos hábitos podría suponer dejar de lado una parte importante de su identidad social y un temor a perder las conexiones y la diversión que estos eventos proporcionan. Este apego emocional y psicológico a su identidad como persona sociable es capaz de generar resistencia al cambio, haciendo que sea difícil para esta persona adoptar hábitos más saludables o menos sociales si decide cambiar su estilo de vida.

Para vencer la resistencia al cambio, es importante empezar con pequeños pasos y metas alcanzables. Establecer objetivos realistas y celebrar los pequeños logros puede aumentar nuestra confianza y motivación. Además, es crucial crear un entorno de apoyo, tanto personal como social. Contar con amigos, familiares o grupos que compartan nuestros objetivos y nos animen en el proceso puede marcar la diferencia. También es útil identificar y abordar las causas subyacentes de nuestra resistencia, como el miedo al fracaso o la falta de información. Aprender y prepararse adecuadamente para el cambio, además de ser compasivos con nosotros mismos durante el proceso, ayuda a superar estos obstáculos y facilitar la adopción de nuevos hábitos de manera sostenible.

Mi intención con este libro es proporcionar más información, herramientas y motivación para ayudarte a resistir, valga la redundancia, esa fase de resistencia al cambio. Quiero que encuentres en estas páginas recursos prácticos y estrategias efectivas para gestionar tus emociones, superar los obstáculos y mantener la motivación a lo largo de este viaje hacia hábitos más saludables.

4.4. El valle de la desilusión

El proceso de cambio personal es un viaje largo y a veces complicado que atraviesa varias etapas, cada una con sus propios desafíos y oportunidades para la transformación. En consulta pongo siempre el ejemplo de un viaje en tren. Nos subiremos en nuestra estación de salida y nos detendremos durante el trayecto en diferentes paradas.

Este viaje comienza con la **etapa de precontemplación,** donde las personas pueden no ser conscientes de la necesidad de cambio o pueden negar los efectos perjudiciales de su comportamiento actual. Por ejemplo, alguien que fuma pero no reconoce los riesgos para la salud podría estar en esta fase inicial. También esa persona que no se mueve y no conoce o no acepta el peligro del sedentarismo.

A medida que las personas avanzan en su proceso de cambio, entran en la **etapa de contemplación.** Aquí es donde comienzan a reconocer y evaluar los pros y contras del cambio. Pueden sentir una ambivalencia entre el deseo de cambiar y las dificultades percibidas para hacerlo. Por ejemplo, alguien que está considerando empezar a entrenar puede estar sopesando los beneficios para su salud contra los desafíos de encontrar tiempo y motivación. De esto hemos hablado en el punto anterior, la disposición y la resistencia al cambio, que en cada persona será distinta y se deberá abordar de manera diferente.

La **preparación** marca la siguiente fase, donde las personas están listas para tomar medidas concretas hacia el cambio. Durante esta etapa se establecen metas específicas y se desarrolla un plan de acción detallado. Por ejemplo, alguien que quiere mejorar su dieta podría empezar a investigar recetas saludables y hacer mejores elecciones en su lista de la compra.

La **fase de acción** es cuando las personas comienzan a implementar activamente su plan de cambio. Están haciendo modificaciones significativas en su comportamiento y adoptando nuevas rutinas. Durante esta fase muchos experimentan una sensación de optimismo y determinación para alcanzar sus metas de cambio, conocida como la *luna de miel*. Por ejemplo, alguien que ha empezado a entrenar puede estar muy emocionado por las sensaciones que experimenta durante los entrenamientos y los avances que logra día a día.

Sin embargo, después de la emoción inicial de comenzar el cambio, llega una fase crucial conocida como el *valle de la desilusión*. Aquí la motivación puede disminuir y los desafíos del cambio se hacen más evidentes. Es cuando son frecuentes las recaídas en viejos hábitos, dificultades para mantener el nuevo comportamiento en situaciones estresantes o una percepción de falta de progreso. Por ejemplo, alguien que ha decidido adoptar una dieta más saludable puede encontrarse luchando con la tentación de volver a sus hábitos alimentarios anteriores en momentos de estrés o cansancio. O una persona que centra su progreso en el peso puede desanimarse si no obtiene los resultados esperados cuando se enfrenta a la báscula.

Superar el valle de la desilusión es fundamental para alcanzar la verdadera transformación. Esta etapa de aprendizaje y ajuste requiere perseverancia, indulgencia contigo mismo y una gestión efectiva de las expectativas. Es importante establecer metas alcanzables a corto plazo y celebrar los pequeños logros a lo largo del camino. Mantener un sistema de apoyo sólido, que incluya amigos, familiares o profesionales que nos ofrezcan aliento y orientación, puede marcar la diferencia.

Finalmente, después de superar el valle de la desilusión, las personas entran en la **etapa de mantenimiento,** en la que consolidan los cambios realizados y trabajan activamente para evitar recaídas. Esta fase requiere un compromiso continuo y la integración de los nuevos hábitos en el estilo de vida a largo plazo. Al entender y anticipar las distintas etapas del proceso de cambio, podemos prepararnos mejor para manejar las dificultades y mantenernos enfocados en nuestro camino hacia un cambio positivo y duradero en nuestros hábitos y estilo de vida.

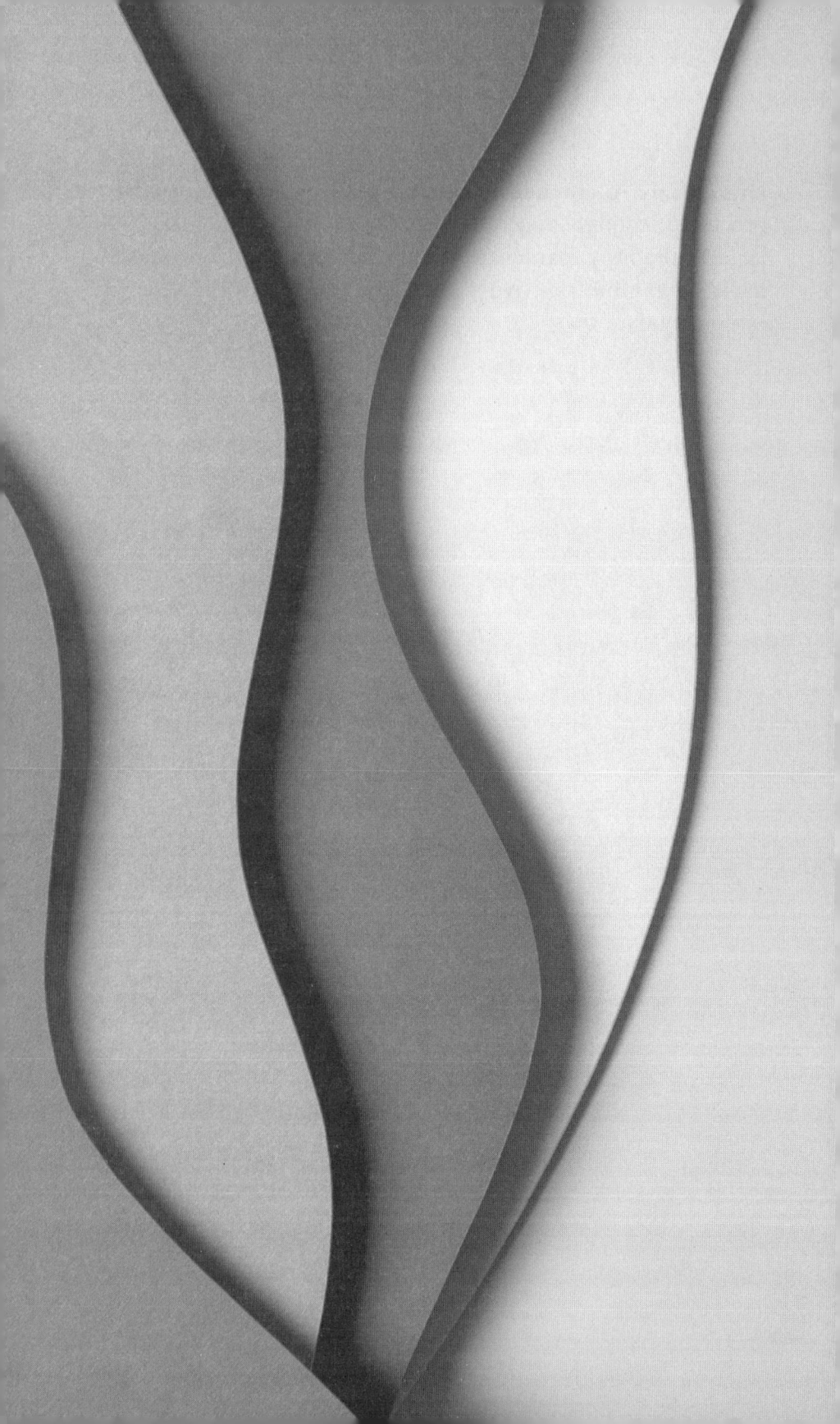

PARTE II
NUTRIENDO EL CAMBIO

5
¿Qué es comer sano?

5.1. La importancia de la nutrición: «Somos lo que comemos»

Podría decirse que, en buena medida, somos lo que comemos, como escribió el filósofo y antropólogo alemán Ludwig Feuerbach en su artículo «Die Naturwissenschaft und die Revolution» [Las ciencias naturales y la revolución]. Pero no solo se refería a que los nutrientes ingeridos formen parte del material de construcción y reparación de nuestros tejidos, sino que aludía además a otros motivos también respaldados por evidencia científica.

La idea de que la nutrición impacta profundamente en la salud, tanto física como mental, del individuo ha sido reconocida a lo largo de la historia. En los últimos tiempos la ciencia de la nutrición ha validado esta noción demostrando cómo los nutrientes afectan el funcionamiento del cuerpo y la mente, así como intervienen en la prevención de enfermedades crónicas.

Crecimiento y desarrollo

Nacemos pesando entre 3 y 4 kilos, y crecemos a lo largo de nuestra vida hasta alcanzar entre los 50 y 80 kilos de media. Este aumento de peso y tamaño no es simplemente el resultado de la expansión de los tejidos originales, sino de la creación y reparación continua de células y tejidos nuevos, un proceso que depende fundamentalmente de la nutrición.

La nutrición juega un papel crucial en el crecimiento y el desarrollo humano. Los alimentos que ingerimos proporcionan los nutrientes esenciales necesarios para la síntesis de nuevos tejidos y la reparación de los dañados.

Varios estudios respaldan esta idea. Por ejemplo, un artículo publicado en *The American Journal of Clinical Nutrition* destaca la relación directa entre la ingesta de proteínas y el aumento de la masa muscular en individuos en crecimiento y en aquellos que realizan actividades físicas intensas (Wolfe, 2006).[1]

Además, investigaciones sobre la regeneración tisular (proceso por el que se reparan o reemplazan las células, tejidos u órganos dañados) subrayan la importancia de una nutrición adecuada para dicha reparación. Según un estudio en *Nutrients*, una dieta rica en proteínas y otros nutrientes esenciales puede acelerar la recuperación de lesiones y mejorar la integridad de los tejidos (Phillips, 2017).[2]

---

1. R. Wolfe, «The underappreciated role of muscle in health and disease», *The American Journal of Clinical Nutrition*, 84(3), 2006, pp. 475-482.
2. S. M. Phillips, «Current concepts and unresolved questions in dietary protein requirements and supplements in adults», *Nutrients*, 9(5), 2017, p. 511.

Así pues, sabiendo que los alimentos que ingieres son el material con el que construir y reparar tus órganos y tejidos, seguro que entiendes la importancia de elegir los de mayor calidad, de la misma forma que harías si tuvieses que elegir los materiales de tu nuevo hogar.

Fortalecimiento del sistema inmunológico

En cuanto a la salud física, los nutrientes específicos como proteínas, vitaminas y minerales no solo son esenciales para el crecimiento y la reparación de tejidos, sino también para fortalecer el sistema inmunológico, ayudando de esta manera al cuerpo a combatir enfermedades e infecciones.

Un ejemplo es un estudio publicado en *Nutrients* que destaca que las vitaminas C y D y el zinc son cruciales para la función inmunológica, ya que reducen la susceptibilidad a infecciones y mejoran la respuesta del cuerpo frente a patógenos (Gombart, Pierre y Maggini, 2020).[3]

Fuente de energía

Sin duda, en lo que a salud física se refiere, es importante destacar la función básica de los alimentos, que es la de proporcionar al individuo energía y funcionalidad en el día a día, ya sea para caminar, hacer ejercicio, respirar o incluso pensar.

Según un artículo en la revista *Advances in Nutrition,* una dieta equilibrada rica en carbohidratos complejos, proteínas y grasas saludables asegura que nuestro cuerpo tenga un suministro constante de energía, evitando la fatiga y mejorando el

---

3. A. F. Gombart, A. Pierre y S. Maggini, «A review of micronutrients and the immune system-working in harmony to reduce the risk of infection», *Nutrients,* 12(1), 16 de enero de 2020, p. 236.

rendimiento físico y mental (Slavin y Carlson, 2014).[4] Y quédate con este punto, porque va a ser muy importante de aquí en adelante, principalmente cuando nos encarguemos de desmontar falsos mitos acerca de los requerimientos energéticos y los macronutrientes.

Prevención de enfermedades crónicas

En las últimas décadas las enfermedades crónicas no transmisibles (ECNT) han proliferado de manera alarmante en todo el mundo, a causa en gran medida de los malos hábitos alimentarios y un estilo de vida sedentario. Las ECNT incluyen diabetes tipo 2, enfermedades cardiacas y respiratorias crónicas y ciertos tipos de cáncer, todas ellas estrechamente vinculadas a factores de riesgo modificables como la dieta y la actividad física. La creciente prevalencia de estas enfermedades se ha asociado con la adopción de dietas altas en calorías, azúcares añadidos, grasas saturadas y alimentos ultraprocesados, junto con una disminución general en la actividad física diaria. La combinación de estos factores ha creado lo que se denomina una *sociedad obesogénica*, donde las condiciones ambientales y sociales promueven la obesidad y, consecuentemente, las ECNT.

Un informe de la Organización Mundial de la Salud (OMS) señala que más del 70 por ciento de las muertes globales se deben a las ECNT, y destaca la dieta no saludable y la falta de actividad física como los principales factores de riesgo (OMS, 2020).[5]

Además, investigaciones publicadas en *The Lancet* indican que las dietas de baja calidad y el sedentarismo están asociados

---

4. J. Slavin y J. Carlson, «Carbohydrates», *Advances in Nutrition*, 5(6), 14 de noviembre de 2014, pp. 760-761.
5. Organización Mundial de la Salud, «Enfermedades no transmisibles», <https://www.who.int/news-room/fact-sheets/detail/noncommunicable-diseases>.

a un aumento en la prevalencia de obesidad, un importante factor de riesgo para enfermedades cardiovasculares y diabetes tipo 2 (NCD Risk Factor Collaboration, 2017).[6]

Todas estas investigaciones y muchas otras llegan a la misma conclusión: una alimentación saludable ayuda a prevenir enfermedades crónicas como la diabetes, enfermedades cardiacas y ciertos tipos de cáncer, así como otras ECNT.

Salud mental y emocional

Ludwig Feuerbach, en 1863, puso sobre la mesa la asociación entre alimentación y mente, aunque él se refería al impacto que esta primera tenía en la «moralidad» del individuo.

Feuerbach argumentaba que una dieta inadecuada o deficiente podía llevar a una mente y un cuerpo debilitados, lo que a su vez podría provocar comportamientos inmorales o irracionales. Por el contrario, una buena nutrición contribuiría a una mente clara y un cuerpo sano, promoviendo así un comportamiento moral y racional. La idea central es que una persona bien alimentada está en mejor disposición de actuar de manera ética y racional, mientras que la desnutrición puede conducir a la desesperación y la falta de control moral.

Si bien su enfoque era principalmente filosófico y materialista, la investigación contemporánea en nutrición y salud mental apoya la idea de que una dieta equilibrada es fundamental para el bienestar físico y mental.

Nutrientes específicos están involucrados en la producción y regulación de neurotransmisores, que son los químicos del

---

6. NCD Risk Factor Collaboration (NCD-RisC), «Worldwide trends in body-mass index, underweight, overweight, and obesity from 1975 to 2016: a pooled analysis of 2416 population-based measurement studies in 128.9 million children, adolescents, and adults», *The Lancet,* 390(10113), 16 de diciembre de 2017, pp. 2627-2642.

cerebro responsables de la comunicación entre las neuronas y la regulación del humor. Una dieta rica en nutrientes esenciales puede mejorar el bienestar mental y reducir el riesgo de trastornos como la depresión y la ansiedad.

Un estudio publicado en *Proceedings of the Nutrition Society* concluyó que una dieta rica en frutas, verduras, pescado y granos integrales está asociada a un menor riesgo de depresión. Esta investigación sugiere que los patrones alimentarios saludables pueden tener un impacto significativo en la salud mental, promoviendo un estado de ánimo positivo y reduciendo la incidencia de trastornos depresivos.[7]

Otro estudio relevante publicado en *American Journal of Psychiatry* por Jacka *et al.* (2010) relacionó la dieta y la depresión en adultos australianos. Los resultados mostraron que aquellos que seguían una dieta tradicional equilibrada, rica en frutas, verduras, carne, pescado y cereales, tenían menos probabilidades de sufrir depresión o ansiedad en comparación con aquellos que consumían una dieta occidental, alta en alimentos procesados y azúcares. Este estudio refuerza la importancia de una dieta nutritiva en la prevención de trastornos mentales.[8]

Y un tercer estudio longitudinal publicado en el *Archives of General Psychiatry* investigó el impacto de la dieta mediterránea en la incidencia de depresión. Sánchez-Villegas *et al.* (2009)[9] dedujeron que seguir una dieta mediterránea, caracterizada por un alto consumo de frutas, verduras, legumbres,

---

7. W. Marx *et al.*, «Nutritional psychiatry. The present state of the evidence», *Proceedings of the Nutrition Society*, 76(4), noviembre de 2017, pp. 427-436.

8. F. N. Jacka *et al.*, «Association of Western and traditional diets with depression and anxiety in women», *American Journal of Psychiatry*, 167(3), marzo de 2010, pp. 305-311.

9. A. Sánchez-Villegas *et al.*, «Association of the Mediterranean dietary pattern with the incidence of depression. The Seguimiento Universidad de Navarra/University of Navarra follow-up (SUN) cohort», *Archives of General Psychiatry*, 66(10), 2009, pp. 1090-1098.

frutos secos, aceite de oliva y pescado, estaba asociado a una reducción significativa del riesgo de desarrollar depresión.

Conclusión

Todo lo expuesto sobre la importancia de una adecuada nutrición es, en mayor o menor medida, algo que todos conocemos. Si estás leyendo este libro, seguramente es porque me sigues en redes, porque te interesas por tu salud y tu nutrición, y habrás escuchado o leído cientos de veces los beneficios de una nutrición adecuada, así como los riesgos de una alimentación deficiente. Creo que no estoy descubriendo un nuevo universo para ti ni para nadie.

En este primer apartado del capítulo, quizá algo más teórico, me he encargado de recopilar evidencia científica y afirmaciones de entidades y organismos reconocidos que están al alcance de cualquiera que quiera saber un poco del tema.

Con todo este conocimiento, muchas personas siguen luchando por cambiar sus hábitos alimentarios. Según estudios y encuestas sobre cambios de hábitos alimentarios, se estima que aproximadamente el 80 por ciento de las personas que intentan cambiar sus hábitos de alimentación fracasan a largo plazo. Esta cifra refleja la evidente e inherente dificultad para modificar comportamientos arraigados relacionados con la dieta, y subraya los desafíos a los que se enfrentan las personas al intentar adoptar patrones alimentarios más saludables a largo plazo.[10,11]

Te invito a reflexionar sobre por qué nos resulta tan difícil adoptar y mantener una dieta saludable.

10. J. O. Prochaska y C. C. DiClemente, «Stages and processes of self-change of smoking. Toward an integrative model of change», *Journal of Consulting and Clinical Psychology*, 51(3), 1983, pp. 390-395.

11. P. Lally *et al.*, «How are habits formed. Modelling habit formation in the real world», *European Journal of Social Psychology*, 40(6), 2010, pp. 998-1009.

5.2. Nutrirse versus alimentarse: ¿somos lo que comemos?

Es posible que ya hayas abierto un poquito los ojos sobre la importancia de cuidar tu alimentación, y esta es una chispa de motivación para empezar. Antes de iniciar cualquier cambio, no solo debemos contar con las ganas suficientes, sino también con argumentos que nos convenzan de que es lo que debemos hacer para cumplir nuestro objetivo. Por eso, acudir a fuentes de información fiables, leer y contrastar ciertas informaciones y acumular unos conocimientos básicos es una herramienta muy poderosa para motivarnos y reafirmarnos en nuestra decisión.

No obstante, también es posible que te sientas un poco frustrado, desanimado o abrumado. Tú ya sabes todo esto, quieres mejorar tu alimentación y no quieres enfermar. También quieres sentirte y verte mejor. No necesitas más estudios, evidencia ni datos científicos. Sientes el bombardeo diario en redes sociales sobre todos estos temas. Lo que quieres realmente es dejar de sentirte mal con tus elecciones y ser capaz de hacer lo más beneficioso para ti y los tuyos. Quieres relacionarte de manera sana con la comida, no tener miedo a cuánto o qué comer. Simplemente comer, entrenar, moverte más, disfrutar de tu día a día sin ese temor o ansiedad constantes por lo que eres, por cómo te ves o por cómo te ven. Y yo lo sé porque he estado ahí, en ese mismo punto.

Y por eso pregunto: ¿realmente es todo tan sencillo como comer mejor y moverse más?

Antes de resolver la pregunta, quiero saber si te has fijado bien en el título de este apartado.

Algo evidente es que la alimentación, entendida como el proceso mediante el cual tomamos una serie de sustancias que, contenidas en los alimentos que forman parte de nuestra dieta, proporcionan a cada persona los nutrientes necesarios para su adecuado desarrollo, es un factor determinante en el proceso de cambio de hábitos. Alimentación equilibrada y vida saludable van de la mano. Es imprescindible tomar todos los nutrientes necesarios y en las proporciones adecuadas con una dieta variada y equilibrada para poder gozar de una buena salud.

Pero nutrirse y alimentarse no son sinónimos. Nutrirse es un acto involuntario a través del cual nuestro cuerpo absorbe de los alimentos que ingerimos los nutrientes que necesita para su correcto funcionamiento.

Pero alimentarse es un acto voluntario en el que influyen otros factores, además de las necesidades fisiológicas, como los sociales y psicológicos. Por eso no es tan fácil cambiar determinadas conductas. Si lo fuese, no existiría el problema de obesidad y enfermedades relacionadas con las decisiones alimentarias. Simplemente comeríamos lo que sabemos que es mejor para nosotros y ¡problema resuelto! ¿Quién quiere estar enfermo? ¿Quién quiere dañar voluntariamente su cuerpo?

Sobre la base de este cuestionamiento, nacen las principales críticas a la afirmación de Feuerbach, «Somos lo que comemos», especialmente desde algunos sectores contemporáneos. Estas críticas se centran en la preocupación de que esta afirmación pueda cargar de moralidad nuestras decisiones alimentarias de una manera que no refleje adecuadamente la complejidad de los factores que influyen en nuestras elecciones dietéticas y en nuestra salud.

Factores que influyen en tu salud

El Obesity System Influence Diagram (diagrama de influencia del sistema de la obesidad) es una herramienta visual utilizada para representar y analizar la complejidad de los factores interrelacionados que contribuyen a la obesidad. Este diagrama fue desarrollado por el Foresight Programme del Gobierno del Reino Unido, con el objetivo de entender mejor los múltiples y complejos determinantes de la obesidad y cómo estos factores interactúan entre sí.[12]

El Obesity System Influence Diagram subraya que la obesidad no es el resultado de una sola causa, sino de la interacción de múltiples factores.

Este diagrama no solo ayuda a entender los factores que contribuyen a la obesidad, sino que también ofrece una guía valiosa para abordar el cambio de hábitos relacionados con la salud. Al reconocer la complejidad y la interconexión de los factores que influyen en la obesidad, podemos desarrollar estrategias más efectivas para promover hábitos saludables.

El diagrama mapea una enorme red de influencias que abarcan diferentes aspectos de la vida y la sociedad, organizadas en varias categorías principales:

a. Factores fisiológicos y genéticos
b. Factores psicológicos
c. Factores de estilo de vida
d. Entorno social y comunitario
e. Entorno económico y político
f. Entorno físico

Se destaca así la importancia de considerar múltiples factores al abordar el cambio de hábitos relacionados con la salud.

Si recuerdas, Feuerbach otorgaba un protagonismo casi absoluto a la alimentación en el contexto de una mejora de la salud e incluso relacionaba esto con la moralidad y los comportamientos morales e inmorales de las personas.

---

12. <https://www.nutricss.com/es/blog/todas/factores-relacionados-con-la-obesidad/>.

Teniendo en cuenta todos los factores que influyen en la salud y los hábitos de la persona, encontramos que la afirmación y planteamiento de Feuerbach es simplista e incluso peligrosa.

¿Cuántas veces te has sentido peor persona por no tener la fuerza de voluntad suficiente para tomar las decisiones que otros toman? Comer a escondidas, no pedir postre en una comida con amigos por miedo a ser juzgado, sentirte mal contigo mismo después de comer determinados alimentos... Son comportamientos que surgen de la moralidad que otorgamos a los alimentos.

Algunos críticos, entre los que me incluyo, argumentan que la frase de Feuerbach simplifica demasiado la relación entre la alimentación y la identidad personal. No todas nuestras elecciones dietéticas están necesariamente relacionadas con nuestra moralidad o carácter; pueden estar influenciadas por factores socioeconómicos, culturales y ambientales complejos. No es que tú seas «débil de mente» o que «no tengas fuerza de voluntad», sino que todos los factores que influyen en tus decisiones no son controlables por ti. Entender esto es primordial para sanar tu relación con la comida.

Como hemos visto, existe una carga moral implícita. La expresión «Somos lo que comemos» podría sugerir que las personas son inherentemente buenas o malas según lo que eligen comer. Esto puede ser problemático porque ignora las circunstancias individuales y los desafíos a los que nos enfrentamos al tomar decisiones alimentarias, como el acceso limitado a alimentos saludables o la información nutricional adecuada.

El resultado de esta carga moral contribuye a la estigmatización de las personas con dietas menos saludables. Lo cual podría llevar a sentimientos de culpa injustificados o juicios morales sobre las elecciones alimentarias de los demás.

Y con este caldo de cultivo, tenemos el escenario perfecto para el desarrollo de trastornos de la conducta alimentaria

(TCA), como la anorexia, la bulimia y el trastorno por atracón.

No, no eres esa hamburguesa o es trozo de pastel que te apetece comer. No eres todos esos intentos de cambiar tu alimentación que han terminado en fracaso. Eres tú y tus circunstancias, ¡no te olvides!

Existe otro camino

La de «Come menos y muévete más» ya nos la sabemos y, además, por mucho que *influencers* y seudoprofesionales sigan insistiendo en que es el único camino hacia la salud y la reducción de la obesidad, hemos podido comprobar tanto en nuestras propias carnes como en el conjunto de la sociedad que no lo es y que ha fracasado estrepitosamente.

Cuando el 80 por ciento de las personas que inician una dieta, ya sea de pérdida de peso o de mejora de su salud, no lo logran o son incapaces de mantenerla en el tiempo, ¿qué está fallando?

A ti te venden que el problema eres tú, que debes esforzarte más, que debes restringir más, compensar, seguir prohibiendo alimentos, que no tienes la suficiente determinación, compromiso y fuerza de voluntad. ¿De verdad? ¿No será que es el enfoque lo que falla?

De este cuestionamiento que nos hacemos los profesionales al intentar ayudar a nuestros pacientes a mejorar su patrón de alimentación y no lograrlo es de donde nacen otros enfoques que, desde mi punto de vista, son los que pueden ofrecernos realmente los resultados esperados.

He podido comprobarlo en mí misma, después de intentarlo una y otra vez por la vía de la restricción, la prohibición y la culpa. Después de creerme insuficiente y poco válida. He llegado al punto en el que actualmente me encuentro gracias a un viaje de errores, caídas y aprendizajes. Eso es lo que me mueve a compartir contigo ese otro enfoque que a mí y a mis pacientes nos ha servido, para que si estás harto de lo de siempre, pruebes, y para que si empiezas ahora, te ahorres algunos tropiezos y sufrimientos innecesarios.

Dentro de este enfoque encontramos estos puntos importantes:

a. **Enfoque holístico.** Es necesario adoptar un enfoque holístico de la nutrición y la salud, reconociendo que las elecciones alimentarias son multifacéticas, como acabamos de ver, y están influenciadas por una amplia variedad de factores individuales y contextuales.

b. **Educación y empoderamiento.** En lugar de centrarse en la moralidad, es necesario promover la educación nutricional y el empoderamiento para tomar decisiones informadas sobre la alimentación, fomentando así una relación más saludable y positiva con la comida.

c. **Enfoque multidisciplinar.** Las intervenciones más efectivas suelen ser aquellas que abordan múltiples factores simultáneamente. Por ejemplo, combinar la educación nutricional con apoyo psicológico y actividades físicas en grupo.

d. **Motivación y seguimiento.** Establecer metas realistas es fundamental, así como proporcionar seguimiento regular para mantener la motivación y ayudar a las personas a superar los obstáculos que se vayan encontrando en su viaje.

e. **Cambio de entorno.** Modificar el entorno para facilitar opciones saludables puede tener un impacto muy positivo. Me refiero tanto al entorno doméstico (tener alimentos saludables al alcance en casa) como al laboral (ofrecer opciones saludables en las cafeterías o colocar un frutero en tu mesa de trabajo).

Una vez que hemos comprendido el carácter multifactorial de nuestras decisiones alimentarias, debemos centrarnos en educarnos y empoderarnos. Y ello pasa por preguntarnos: ¿qué es comer sano?

5.3. Las bases de una alimentación saludable

Para empezar, me gustaría aclarar que prefiero hablar de «alimentación nutritiva» en lugar de «alimentación saludable». Esta distinción es importante porque, dependiendo del contexto, una decisión alimentaria que no parezca nutritiva puede ser saludable y viceversa. Por ejemplo, comerse un dónut sin sentir culpa después de haber tenido una mala relación con la comida puede ser una elección saludable desde un punto de vista holístico de la salud.

Por otro lado, llevarse una ensalada en un hermético a una celebración o rechazar un trozo de pastel en tu cumpleaños pueden parecer decisiones correctas desde el punto de vista nutricional, pero no consideran la salud de manera integral, ya que ignoran el aspecto social, emocional y de disfrute.

¿Qué es una alimentación nutritiva?

Una alimentación nutritiva se basa en proporcionar al cuerpo todos los nutrientes necesarios para su correcto funcionamiento, sin olvidar el bienestar emocional y social. Los nutrientes esenciales son carbohidratos, proteínas, grasas, vitaminas y minerales, los cuales desempeñan un rol vital en la salud y el bienestar general.

Componentes de una alimentación nutritiva

- **Variedad.** Incluir una amplia variedad de alimentos en la dieta asegura que se obtengan todos los nutrientes necesarios. Cada grupo de alimentos ofrece diferentes nutrientes, y la diversidad en la alimentación ayuda a cubrir todas las necesidades nutricionales del cuerpo.
- **Equilibrio.** Es importante equilibrar el consumo de diferentes tipos de alimentos. Las proporciones adecuadas de carbohidratos, proteínas y grasas son cruciales para mantener la energía y las funciones corporales.
- **Moderación.** Consumir alimentos en cantidades adecuadas, sin excesos ni restricciones extremas, es clave. La moderación ayuda a mantener un peso saludable y prevenir enfermedades crónicas.
- **Hidratación.** Una adecuada ingesta de agua es esencial para todas las funciones corporales, incluyendo la digestión, la absorción de nutrientes y la eliminación de desechos.

Consideraciones psicológicas y sociales

- **Placer y satisfacción.** Disfrutar de la comida es una parte fundamental de una alimentación nutritiva. El placer de comer contribuye al bienestar emocional y puede mejorar la relación con la comida.
- **Contexto social.** Participar en comidas sociales y celebraciones es importante para la salud mental y emocional. Compartir alimentos con otros fortalece las relaciones y puede reducir el estrés.
- **Culpa y restricciones.** Sentir culpa por comer ciertos alimentos puede ser perjudicial para la salud mental. Es importante permitirnos disfrutar de todos los alimentos con moderación y sin culpa.

Alimentación nutritiva en la práctica

- **Planificación de comidas.** Planificar las comidas con antelación puede ayudar a asegurar una dieta equilibrada y variada. Incluir una combinación de frutas, verduras, proteínas magras, granos enteros y grasas saludables en cada comida es una buena práctica.
- **Leer etiquetas.** Aprender a leer y entender las etiquetas nutricionales ayuda a hacer elecciones más informadas sobre los alimentos que consumimos.
- **Escucha a tu cuerpo.** Prestar atención a las señales de hambre y saciedad del cuerpo puede guiar mejor nuestras decisiones alimentarias. Comer cuando se tiene hambre y detenerse cuando se está satisfecho es fundamental para una alimentación nutritiva.
- **Flexibilidad.** Ser flexible con las elecciones alimentarias y permitirse elecciones menos nutritivas ocasionalmente es importante para mantener una relación saludable con la comida. La rigidez puede llevar a una relación negativa con la alimentación y a comportamientos alimentarios desordenados.

Conclusión

Una alimentación nutritiva va más allá de simplemente elegir alimentos saludables, puesto que se basa en un equilibrio entre la nutrición física y el bienestar emocional y social.

Al considerar todos estos factores, será más fácil que tomemos decisiones alimentarias que no solo nutran nuestro cuerpo, sino también nuestra mente y nuestras relaciones.

Reflexionar sobre nuestras elecciones y cómo estas afectan nuestra salud de manera integral es crucial para lograr una vida equilibrada y saludable.

Entiendo que esto pueda resultar algo ambiguo, sobre todo cuando nos sentimos perdidos y necesitamos pautas más concretas para saber, al menos, por dónde empezar. Lo que nos lleva a preguntarnos: ¿existe la dieta perfecta?

6
La dieta perfecta

6.1. ¿Existe la dieta perfecta?

La búsqueda de la dieta perfecta es un viaje que muchas personas emprenden con la esperanza de encontrar una fórmula mágica que les permita alcanzar la salud óptima, el peso ideal y una vida plena. Sin embargo, esta búsqueda a menudo se convierte en una trampa donde la obsesión por lo perfecto puede eclipsar la realidad de lo bueno y sostenible en el tiempo. El filósofo francés Voltaire afirmó: «Lo mejor es enemigo de lo bueno», y esta reflexión es especialmente relevante en el contexto de la nutrición.

En un mundo saturado de información contradictoria sobre dietas, desde la cetogénica hasta el ayuno intermitente, la dieta mediterránea, la vegana o la ovolactovegetariana, es fácil sentirse abrumado y confundido. Cada dieta promete ser la solución definitiva a todos nuestros problemas de salud y bienestar, pero la realidad es que no existe una única dieta que sea perfecta para todos. Lo que funciona maravillosamente para una persona puede no ser adecuado para otra debido a diferencias en genética, estilo de vida, preferencias personales y necesidades nutricionales.

La era de la información y de las redes sociales nos ha aproximado como nunca en la historia de la humanidad al conocimiento científico y social. Tenemos cientos, sino miles, de estudios sobre cualquier tema que sea de interés para el ser humano. Y la nutrición, por razones evidentes, es uno de esos temas que derrama ríos de tinta. Todos buscamos conocer «la verdad» sobre nuestra alimentación, sobre el efecto de los alimentos en nuestro cuerpo y en nuestro rendimiento. Preocupados además como vivimos por nuestra apariencia física, creemos estar en la posición de encontrar la dieta perfecta, revolucionaria, para lograr el físico deseado. Es de esta manera, con tantos estudios circulando y un acceso rápido y sin filtro a contenidos en redes sociales, como somos víctimas potenciales de bulos, mentiras y estafas alrededor de nuestra salud. El título más llamativo, más radical, más polémico y disruptivo será aquel que seguramente llegue a más gente. Convivirá con muchos otros bastante más sensatos, propiciando un escenario de incertidumbre y confusión. Pero ¿qué como si cada uno me dice una cosa? ¿Por qué esa dieta no es buena si a mi hermana le ha funcionado? Finalmente, en ese mar de dudas es fácil caer en aquellas dietas o doctrinas que aseguran conocer la verdad absoluta, los pasos definitivos, concretos. Mientras tanto, la nutrición académica y oficial nos seguirá demostrando que algunas cosas «dependen» (esa palabra que nuestro cerebro, en busca de seguridad, aborrece) de otras, y que lo más sencillo casi siempre es lo más verídico.

Es esa búsqueda de la dieta perfecta, de la dieta que nos genere seguridad, la que nos puede llevar a una mentalidad de todo o nada, donde las personas se sienten fracasadas si no pueden seguir un régimen estrictamente. Esta mentalidad no solo es contraproducente, sino que también puede ser perjudicial para la salud mental y física. Es crucial recordar que la perfección en la alimentación no es el objetivo; por el contrario, debemos enfocarnos en lo que es sostenible, equilibrado y adaptable a nuestras vidas individuales. ¿Vas a poder mantenerlo el resto de tu vida? Pues es por ahí. ¿No vas a poder? Pues no es para ti.

En este capítulo te propongo cuestionar la noción de la dieta perfecta explorando diversos enfoques dietéticos y sus respectivos beneficios y peligros o desafíos. Al analizar la dieta cetogénica, el ayuno intermitente, la dieta mediterránea y la dieta vegana, cuatro de las más famosas en los últimos tiempos, buscaremos entender cómo cada una puede contribuir a la salud y el bienestar, al tiempo que reconocemos que ninguna es perfecta para todos. Finalmente veremos una propuesta que a mí me gusta mucho y que recomiendo a todo aquel que quiera mejorar su alimentación, basada en alimentos mínimamente procesados y de origen vegetal, utilizando el modelo del plato de Harvard como una guía práctica para una alimentación saludable.

Quiero que conozcas el mundo de las dietas populares, no con la expectativa de encontrar la perfección, sino con la intención de descubrir qué es lo que realmente puede ser bueno y sostenible para cada uno de nosotros. Porque en la nutrición, como en la vida, lo bueno y sostenible es lo que nos llevará más lejos, nos hará más felices y más saludables.

6.2. La dieta cetogénica (keto)

La dieta cetogénica, comúnmente conocida como *dieta keto*, es un enfoque dietético que ha ganado popularidad en los últimos años debido a su potencial para la pérdida rápida de peso y la mejora de ciertos parámetros de salud. Esta dieta se caracteriza por una ingesta muy baja de carbohidratos (generalmente menos de 50 gramos por día), alta en grasas y moderada en proteínas. Su objetivo principal es inducir un estado metabólico conocido como *cetosis*, en el cual el cuerpo cambia su fuente principal de energía de los carbohidratos a las grasas, produciendo cetonas como subproducto del metabolismo de las grasas.

Ventajas

1. **Pérdida de peso rápida.** La dieta cetogénica puede facilitar una rápida pérdida de grasa inicial debido a la reducción de los niveles de insulina y el aumento de la quema de grasas. Algunos estudios han demostrado que las dietas muy bajas en carbohidratos pueden ser más efectivas para la pérdida de peso a corto plazo en comparación con dietas bajas en grasas. Un metaanálisis realizado por Bueno *et al.* (2013)[13] concluyó que las personas que siguen una dieta cetogénica pierden más peso que aquellas que siguen una dieta baja en grasas a lo largo de un año.
2. **Mejora en el control de la glucosa en sangre.** La dieta cetogénica puede mejorar significativamente el control de la glucosa en sangre, lo cual es especialmente beneficioso para las personas con diabetes tipo 2. Un estudio de Hallberg *et al.* (2018)[14] mostró que una dieta cetogénica

---

13. N. B. Bueno *et al.*, «Very-low-carbohydrate ketogenic diet v. low-fat diet for long-term weight loss. A meta-analysis of randomised controlled trials», *British Journal of Nutrition*, 110(7), octubre de 2013, pp. 1178-1187, <https://doi.org/10.1017/S0007114513000548>.

14. S. L. Hallberg *et al.*, «Effectiveness and safety of a novel care model for the management of type 2 diabetes at 1 year. An open-label, non-randomized, controlled study», *Diabetes Therapy*, 9(2), abril de 2018, pp. 583-612, <https://doi.org/10.1007/s13300-018-0373-9>.

durante diez semanas supuso una mejora significativa del control glucémico y una reducción en la necesidad de medicación para la diabetes.
3. **Potencial reducción de los factores de riesgo cardiovascular.** Aunque inicialmente se pensaba que una dieta alta en grasas podría aumentar el riesgo cardiovascular, la evidencia sugiere que la dieta cetogénica puede mejorar varios factores de ese riesgo, como el aumento de los niveles de colesterol HDL (bueno) y la reducción de los niveles de triglicéridos. Paoli *et al.* (2013)[15] concluyeron que la dieta cetogénica puede reducir los niveles de triglicéridos y aumentar el colesterol HDL, mejorando así el perfil lipídico.

Desventajas

1. **Difícil de mantener a largo plazo.** Una de las principales críticas a la dieta cetogénica es su sostenibilidad a largo plazo. La restricción extrema de carbohidratos puede ser difícil de mantener, lo que lleva a muchas personas a abandonar la dieta. Westman *et al.* (2008)[16] aseguraron que, aunque la dieta cetogénica es efectiva a corto plazo, la adherencia a largo plazo es un gran desafío.
2. **Puede causar deficiencias nutricionales.** Debido a su naturaleza restrictiva, la dieta cetogénica puede llevar a deficiencias nutricionales si no se planifica adecuadamente, asegurando el consumo de micronutrientes como el magnesio, el potasio y las vitaminas del grupo B en cantidades

---

15. A. Paoli *et al.*, «Beyond weight loss: a review of the therapeutic uses of very-low-carbohydrate (ketogenic) diets», *European Journal of Clinical Nutrition*, 67(8), agosto de 2013, pp. 789-796, <https://doi.org/10.1038/ejcn.2013.116>.
16. E. C. Westman *et al.*, «The effect of a low-carbohydrate, ketogenic diet versus a low-glycemic index diet on glycemic control in type 2 diabetes mellitus», *Nutrition & Metabolism*, 5(36), 2008, <https://doi.org/10.1186/1743-7075-4-3>.

suficientes. Un estudio publicado en el *Journal of Clinical Lipidology* advierte del riesgo de deficiencias de vitaminas y minerales esenciales en dietas cetogénicas no supervisadas (Masood et al., 2018).[17]
3. **Efectos secundarios como la «gripe keto».** Al comienzo de la dieta cetogénica, algunas personas experimentan lo que se conoce como la «gripe keto», que se manifiesta con síntomas como fatiga, dolores de cabeza, náuseas y mareos. Estos son el resultado del cambio metabólico del uso de carbohidratos a grasas y generalmente se solventan al cabo de unos pocos días o semanas. Un estudio de Gibson et al. (2015)[18] los aborda como parte de su revisión sobre los efectos de las dietas cetogénicas en el apetito y la saciedad.

Conclusiones

Es cierto que la dieta cetogénica es una estrategia alimentaria que ha demostrado tener beneficios significativos para la pérdida de grasa, el control de la glucosa en sangre y la mejora de ciertos factores de riesgo cardiovascular. Sin embargo, también presenta algunas desventajas importantes, como la dificultad de mantenimiento a largo plazo y el riesgo de deficiencias nutricionales y efectos secundarios como la «gripe keto».

Estos dos últimos no tendrían mayor importancia siempre y cuando la persona que decide seguir este tipo de dieta lo haga con la suficiente información y, si es necesario, el debido acompañamiento profesional. El peligro surge cuando cualquier persona, desde su casa, sigue consejos nutricionales de creadores de

---

17. W. Masood et al., *Ketogenic Diet*, Treasure Island, StatPearls Publishing, 2018, <https://www.ncbi.nlm.nih.gov/books/NBK499830/>.
18. A. A. Gibson et al., «Do ketogenic diets really suppress appetite? A systematic review and meta-analysis», *Obesity Reviews*, 16(1), enero de 2015, pp. 64-76, <https://doi.org/10.1111/obr.12230>.

contenido en redes sociales que no están debidamente formados y divulgan desde su propia experiencia personal, sin tener presente la multitud de factores que deben ser considerados cuando se pretende implantar un estilo de alimentación eminentemente restrictivo. Seguir sus recomendaciones, imitar sus menús y cantidades, e incluso incorporar prácticas en ocasiones controvertidas, puede provocar más riesgos que beneficios para la salud. Todos estos riesgos se ven minimizados si la persona acude a fuentes fiables de información y a profesionales de la salud certificados que la acompañen y planifiquen su alimentación según sus necesidades y requerimientos nutricionales.

No obstante, lo que para mí supone el mayor hándicap de este tipo de alimentación es el hecho de que se trata de una dieta altamente restrictiva. Eliminar casi por completo la ingesta de un macronutriente esencial como son los carbohidratos puede hacer que sea difícil de mantener a largo plazo. Una gran parte de los seguidores de este tipo de alimentación lo hacen motivados por un cambio en su composición corporal, con el propósito de perder grasa. Otros lo hacen con el objetivo de mejorar determinados marcadores de salud, incluso orientados a este respecto por profesionales de la salud. También los hay que buscan controlar su apetito, encontrando en este tipo de alimentación una forma de mantenerlo a raya, evitando picotear entre horas.

El problema surge cuando los primeros, motivados por la mejora de su composición corporal, adoptan esta dieta creyendo que es la panacea para la pérdida de grasa, haciendo un enorme sacrificio debido al gran cambio que supone en sus hábitos alimentarios. Es importante saber que, aunque como hemos visto, existen estudios que destacan el potencial de este tipo de alimentación en la pérdida de grasa, no la convierten en la única para lograr ese propósito.

A fin de cuentas, parece haber consenso en que el déficit

calórico es el factor común a todos los patrones de alimentación que nos permiten bajar de peso. Seguramente, una persona que realiza la dieta keto y logra perder grasa lo haga porque, al retirar la mayor parte de carbohidratos, la mayoría de ellos presentes en productos poco recomendables como pan blanco, bollería, dulces, pastas refinadas y otros alimentos ultraprocesados, se genera un déficit calórico. No obstante, esto se consigue a costa de eliminar también de su alimentación otros alimentos que son fuente de carbohidratos saludables y nutritivos, y que puede que eche de menos durante el proceso: legumbres, cereales integrales y frutas. Todos ellos, alimentos que pueden formar parte de una dieta equilibrada y nutritiva planificada con el objetivo de la pérdida de peso.

En conclusión, es esencial puntualizar que, aunque la dieta cetogénica resulte efectiva para algunas personas, no es adecuada para todos. Su éxito a largo plazo depende en gran medida de la capacidad individual para adherirse a una restricción extrema de carbohidratos y de la supervisión profesional adecuada para evitar deficiencias nutricionales.

6.3. Ayuno intermitente

El ayuno intermitente no es una dieta en sí, sino más bien un patrón de alimentación que ha ganado popularidad durante los últimos años como estrategia para mejorar la salud y facilitar la pérdida de peso. A diferencia de las dietas convencionales que prescriben qué comer, el ayuno intermitente se enfoca en cuándo comer, alternando periodos de ayuno con periodos de ingesta alimenticia. Las modalidades más comunes son el método 16/8 y el método 5:2.

El ayuno intermitente no se define por alimentos específicos, sino por la distribución del tiempo de alimentación y ayuno.

En el método 16/8, se ayuna durante 16 horas al día y existe una ventana de alimentación de 8 horas. Durante el ayuno se permite la ingesta de agua, té, caldo o café, es decir, bebidas sin calorías. Por otro lado, el método 5:2 implica cinco días de alimentación normal y dos días de ingesta calórica reducida, generalmente alrededor de 500-600 calorías diarias.

Ventajas

1. **Pérdida de peso y grasa corporal.** El ayuno intermitente puede facilitar la pérdida de peso al reducir la ingesta calórica total y facilitar la quema de grasa como fuente de energía durante el periodo de ayuno prolongado (Anton *et al.*, 2018).[19]
2. **Mejora en la sensibilidad a la insulina.** Hay estudios que indican que el ayuno intermitente puede mejorar la sensibilidad a la insulina y reducir los niveles de glucosa en sangre en individuos con resistencia a la insulina (Tinsley y La Bounty, 2015).[20]
3. **Potencial aumento en la longevidad y reducción del riesgo de enfermedades crónicas.** Investigaciones preliminares sugieren que el ayuno intermitente podría activar mecanismos de reparación celular y aumentar la longevidad en modelos animales, aunque se necesita más investigación en humanos (Mattson *et al.*, 2017).[21]

---

19. S. D. Anton *et al.*, «Flipping the Metabolic Switch. Understanding and Applying the Health Benefits of Fasting», *Obesity*, 26(2), 2018, pp. 254-268, <https://doi.org/10.1002/oby.22065>.

20. G. M. Tinsley y P. M. La Bounty, «Effects of intermittent fasting on body composition and clinical health markers in humans», *Nutrition Reviews*, 73(10), 2015, pp. 661-674, <https://doi.org/10.1093/nutrit/nuv041>.

21. M. P. Mattson *et al.*, «Impact of intermittent fasting on health and disease processes», *Ageing Research Reviews*, 39, 2017, pp. 46-58, <https://doi.org/10.1016/j.arr.2016.10.005>.

Desventajas

1. **Dificultad de adherencia.** Para algunas personas, especialmente aquellas acostumbradas a patrones regulares de alimentación, el ayuno intermitente puede ser difícil de seguir a largo plazo debido a los cambios en los hábitos alimentarios y sociales (Cioffi *et al.*, 2018).[22]
2. **Riesgo de sobrealimentación en los periodos de ingesta.** Existe el riesgo de que las personas compensen los periodos de ayuno con ingestas excesivas durante las ventanas de alimentación, lo que podría contrarrestar los beneficios de la restricción calórica (Varady, 2011).[23]
3. **No es adecuado para todos.** El ayuno intermitente puede no ser apropiado para individuos con ciertas condiciones médicas, como diabetes tipo 1, trastornos alimentarios o mujeres embarazadas, quienes requieren una ingesta nutricional regular y más controlada (Patterson y Sears, 2017).[24]

Conclusiones

Tenemos que ver el ayuno intermitente como una herramienta más, pues nos ofrece una alternativa flexible a las dietas convencionales, ofrece beneficios para la salud y la pérdida de

---

22. I. Cioffi *et al.*, «Intermittent versus continuous energy restriction on weight loss and cardiometabolic outcomes: a systematic review and meta-analysis of randomized controlled trials», *Journal of Translational Medicine*, 16(1), 2018, p. 371, <https://doi.org/10.1186/s12967-018-1748-4>.

23. K. A. Varady, «Intermittent versus daily calorie restriction. Which diet regimen is more effective for weight loss?», *Obesity Reviews*, 12(7), 2011, e593-e601, <https://doi.org/10.1111/j.1467-789X.2011.00873.x>.

24. R. E. Patterson y D. D. Sears, «Metabolic effects of intermittent fasting», *Annual Review of Nutrition*, 37, 2017, pp. 371-393, <https://doi.org/10.1146/annurev-nutr-071816-064634>.

peso, y es una buena opción para personas que, por su ritmo de vida, encuentran más cómodo reducir el número de ingestas. Sin embargo, es crucial considerar la viabilidad individual y las necesidades de salud antes de adoptar este patrón de alimentación. Y como en el caso de la dieta keto, siempre que tengamos dudas lo ideal es recurrir a un profesional de la nutrición que nos oriente y nos enseñe a hacer de esta preferencia de alimentación un modelo saludable y sostenible en el tiempo.

6.4. Dieta mediterránea

La dieta mediterránea se basa en los patrones alimentarios tradicionales de los países del Mediterráneo, como España, Italia y Grecia. Este enfoque dietético enfatiza el consumo de alimentos frescos y mínimamente procesados, e integra una variedad de frutas, verduras, cereales integrales, legumbres, frutos secos y aceite de oliva. También supone un consumo moderado de pescado y aves, con una ingesta limitada de carne roja y dulces. Este patrón alimentario no solo es un conjunto de recomendaciones dietéticas, sino que refleja un estilo de vida con actividades físicas regulares y una fuerte interacción social durante las comidas.

La dieta mediterránea ha sido alabada por su asociación con una buena salud y longevidad. Sin embargo, en las últimas décadas la globalización y la influencia de otros tipos de alimentación han comenzado a cambiar este patrón tradicional. En muchas regiones del Mediterráneo, el aumento del consumo de alimentos ultraprocesados y la disminución de la ingesta de frutas y verduras frescas están modificando la dieta original. Este cambio no solo afecta la calidad nutricional, sino también los beneficios para la salud asociados con la dieta mediterránea tradicional. Es crucial reflexionar sobre estas influencias contemporáneas para entender la importancia de preservar los principios básicos de la dieta mediterránea en el contexto actual.

Beneficios

1. **Reducción del riesgo de enfermedades cardiovasculares.** Numerosos estudios han demostrado que la dieta mediterránea reduce significativamente el riesgo de enfermedades cardiovasculares. Un estudio clave realizado por Estruch *et al.* (2013)[25] concluyó que el seguimiento de esta dieta se asocia a una reducción del 30 por ciento en el riesgo de eventos cardiovasculares mayores, como ataques cardiacos y accidentes cerebrovasculares. Esto se debe en gran parte al alto contenido de ácidos grasos monoinsaturados del aceite de oliva, así como a la abundancia de antioxidantes presentes en frutas y verduras.
2. **Mejora en la función cognitiva y reducción del riesgo de alzhéimer.** La dieta mediterránea también se ha asociado con beneficios cognitivos. Algunas investigaciones han demostrado que este patrón alimentario puede mejorar la función cognitiva y reducir el riesgo de enfermedades neurodegenerativas como el alzhéimer. Un estudio realizado por Scarmeas *et al.* (2006)[26] comprobó que una mayor adherencia a la dieta mediterránea se asocia a un menor riesgo de deterioro cognitivo y demencia. Los componentes antioxidantes y antiinflamatorios de esta dieta,

---

25. R. Estruch *et al.*, «Primary prevention of cardiovascular disease with a Mediterranean diet», *The New England Journal of Medicine*, 368(14), 2013, pp. 1279-1290, <https://doi.org/10.1056/NEJMoa1200303>.

26. N. Scarmeas *et al.*, «Mediterranean diet and risk for Alzheimer's disease», *Annals of Neurology*, 59(6), 2006, pp. 912-921, <https://doi.org/10.1002/ana.20854>.

así como el consumo de ácidos grasos omega-3 de los pescados, contribuyen a estos efectos protectores.
3. **Promoción de la longevidad y bienestar general.** La dieta mediterránea no solo se asocia con la reducción de enfermedades, sino también con la promoción de una vida más larga y saludable. Un estudio longitudinal realizado por Trichopoulou *et al.* (2003)[27] mostró que las personas que siguen de cerca la dieta mediterránea tienen una mayor esperanza de vida. Este efecto se atribuye a la combinación de una alimentación equilibrada, la actividad física regular y el enfoque en el bienestar social y emocional, todos elementos integrales de este estilo de vida.

Desafíos

1. **Coste de la dieta.** Uno de los desafíos de seguir la dieta mediterránea es el coste asociado con algunos de sus componentes clave. El alto consumo de aceite de oliva virgen extra, pescados frescos y frutos secos puede ser costoso, especialmente en regiones donde estos alimentos no son producidos localmente y deben ser importados. Este factor económico puede dificultar la adopción y mantenimiento de esta dieta en ciertos contextos.
2. **Adaptación cultural y disponibilidad de alimentos.** Otro desafío significativo es la adaptación cultural y la disponibilidad de alimentos específicos en algunas regiones. En lugares donde la dieta tradicional tiene menos frutas, verduras frescas y pescado, adoptar la dieta mediterránea puede requerir cambios considerables en los hábitos ali-

---

27. A. Trichopoulou *et al.*, «Adherence to a Mediterranean diet and survival in a Greek population», *The New England Journal of Medicine*, 348(26), 2003, pp. 2599-2608, <https://doi.org/10.1056/NEJMoa025039>.

mentarios y la adquisición de nuevos productos. Además, las influencias de la globalización y la popularización de alimentos ultraprocesados están desplazando los patrones alimentarios tradicionales, haciendo más difícil mantener una dieta mediterránea auténtica.

Conclusión

La dieta mediterránea representa un modelo de alimentación saludable que se ha demostrado eficaz para la prevención de enfermedades cardiovasculares, la mejora de la función cognitiva y la promoción de una vida más larga y saludable. Sin embargo, es importante reconocer y abordar los desafíos asociados con su implementación, especialmente en contextos donde los alimentos clave pueden ser más costosos o culturalmente diferentes. Preservar y promover los principios fundamentales de la dieta mediterránea, centrados en el consumo de alimentos frescos y mínimamente procesados, es esencial para mantener sus beneficios para la salud en el contexto de las influencias dietéticas modernas.

6.5. Dieta vegana

La dieta vegana excluye todos los productos de origen animal: carne, pescado, lácteos, huevos y miel. Este patrón alimentario se centra en el consumo de frutas, verduras, cereales integrales, legumbres, frutos secos y semillas. Además de los beneficios para la salud, muchas personas optan por una dieta vegana por razones éticas y ambientales, buscando reducir el sufrimiento animal y el impacto ambiental asociado a la producción de alimentos de origen animal.

Beneficios

1. **Reducción del riesgo de enfermedades cardiacas, diabetes tipo 2 y ciertos tipos de cáncer.** Numerosos estudios han demostrado que una dieta vegana puede reducir significativamente el riesgo de enfermedades crónicas. Un estudio de EPIC-Oxford concluyó que el riesgo de desarrollar enfermedades cardiacas isquémicas es en los veganos un 32 por ciento menor que en los no vegetarianos (Crowe et al., 2013).[28] Además, las dietas basadas en plantas han sido asociadas a un menor riesgo de diabetes tipo 2 y ciertos tipos de cáncer debido a su alto contenido en fibra, antioxidantes y fitonutrientes (Tuso et al., 2013).[29]
2. **Promoción de un peso corporal saludable y mejora en la digestión.** Las dietas veganas tienden a ser más bajas en calorías y grasas saturadas, lo que puede contribuir a un peso corporal más saludable. Un metaanálisis de Barnard et al. (2015)[30] demostró que los individuos que siguen una dieta vegana tienden a tener un índice de masa corporal (IMC) más bajo en comparación con aquellos que consumen productos de origen animal. Además, la alta ingesta de fibra de una dieta vegana puede mejorar la digestión y prevenir el estreñimiento.

---

28. F. L. Crowe et al., «Risk of hospitalization or death from ischemic heart disease among British vegetarians and nonvegetarians: results from the EPIC-Oxford cohort study», *The American Journal of Clinical Nutrition*, 97(3), 2013, pp. 597-603, <https://doi.org/10.3945/ajcn.112.044073>.

29. P. J. Tuso et al., «Nutritional update for physicians: plant-based diets», *The Permanente Journal*, 17(2), 2013, pp. 61-66, <https://doi.org/10.7812/TPP/12-085>.

30. N. D. Barnard, S. M. Levin e Y. Yokoyama, «A systematic review and meta-analysis of changes in body weight in clinical trials of vegetarian diets», *Journal of the Academy of Nutrition and Dietetics*, 115(6), 2015, pp. 954-969. <https://doi.org/10.1016/j.jand.2014.11.016>.

3. **Beneficios ambientales y éticos relacionados con el bienestar animal y la sostenibilidad.** Más allá de los beneficios para la salud, una dieta vegana tiene ventajas significativas para el medio ambiente y el bienestar animal. La producción de alimentos de origen animal es uno de los principales contribuyentes a la emisión de gases de efecto invernadero, el uso de agua y la deforestación (Springmann et al., 2016).[31] Adoptar una dieta vegana puede reducir la huella ecológica individual y promover prácticas agrícolas más sostenibles. Además, evitar productos de origen animal reduce el sufrimiento y la explotación de los animales en la industria alimentaria.

Desafíos

1. **Riesgo de deficiencias nutricionales.** Uno de los principales inconvenientes de seguir una dieta vegana es el riesgo de deficiencias nutricionales, especialmente en nutrientes que se encuentran predominantemente en productos de origen animal. Estos son vitamina B12, hierro, calcio y ácidos grasos omega-3. La vitamina B12 es particularmente crítica, ya que su deficiencia puede llevar a anemia y daño neurológico. Un estudio de Pawlak et al. (2014)[32] destacó que los veganos tienen un mayor riesgo de deficiencia de B12 y deben considerar suplementos o alimentos fortificados.

---

31. M. Springmann et al., «Analysis and valuation of the health and climate change cobenefits of dietary change», *Proceedings of the National Academy of Sciences*, 113(15), 2016, pp. 4146-4151, <https://doi.org/10.1073/pnas.1523119113>.

32. R. Pawlak et al., «The prevalence of cobalamin deficiency among vegetarians assessed by serum vitamin B12. A review of literature», *European Journal of Clinical Nutrition*, 68(5), 2014, pp. 541-548, <https://doi.org/10.1038/ejcn.2014.46>.

2. **Dificultad para compatibilizar dieta vegana y vida social.** Uno de los mayores desafíos de la alimentación vegana radica en compatibilizarla con la vida social, ya que a menudo resulta complicado encontrar opciones válidas en celebraciones, reuniones o restaurantes que no están adaptados a esta dieta. Estas situaciones provocan que el vegano se sienta excluido o tenga que conformarse con opciones limitadas y poco variadas. La falta de alternativas adecuadas no es nada cómoda y supone la necesidad de planificar y preparar las comidas con anticipación. No obstante, la creciente popularidad del veganismo está motivando a más establecimientos a incluir esas opciones en sus menús, facilitando así la integración de esta dieta en la vida social.

Conclusión

La dieta vegana ofrece numerosos beneficios para la salud, el medio ambiente y el bienestar animal, pero también presenta desafíos que requieren una planificación cuidadosa. Adoptar una dieta vegana bien equilibrada puede reducir el riesgo de enfermedades crónicas y promover un peso corporal saludable, al tiempo que se contribuye a la sostenibilidad ambiental y se evita el sufrimiento animal.

Una de las críticas más comunes a la dieta vegana es la posibilidad de deficiencias nutricionales, especialmente en nutrientes como la vitamina B12, el hierro, el calcio y los ácidos grasos omega-3. Sin embargo, es importante reflexionar sobre que cualquier tipo de dieta, ya sea omnívora, keto u ovolactovegetariana, requiere una planificación cuidadosa para ser equilibrada y evitar deficiencias. Por ejemplo, las dietas omnívoras también pueden llevar a deficiencias si se basan en alimentos ultraprocesados y pobres en nutrientes.

Hoy en día numerosos estudios respaldan que una dieta

vegana bien planificada es apta y saludable para cualquier etapa vital de la persona: el embarazo, la lactancia, la infancia, la adolescencia y la edad adulta. La Academia de Nutrición y Dietética de los Estados Unidos afirma que «las dietas vegetarianas bien planificadas, incluyendo las dietas veganas, son saludables, nutricionalmente adecuadas y pueden proporcionar beneficios para la salud en la prevención y el tratamiento de ciertas enfermedades» (Melina *et al.*, 2016).[33]

Además, es relevante señalar que la única suplementación específica necesaria para los veganos es la vitamina B12. Esta vitamina es producida por microorganismos y no se encuentra en cantidades significativas en alimentos vegetales no fortificados. Sin embargo, muchas personas que siguen una dieta omnívora también obtienen su B12 de suplementos indirectos, ya que los animales de granja son a menudo suplementados con B12. Por lo tanto, la suplementación directa de B12 en una dieta vegana no debería ser vista como una deficiencia inherente de esta dieta, sino como una práctica comparable a la suplementación que se realiza en la cadena alimentaria animal.

En conclusión, la dieta vegana, al igual que cualquier otro patrón alimentario, requiere una planificación adecuada para asegurar la ingesta de todos los nutrientes esenciales. Con una atención cuidadosa a la selección de alimentos y la suplementación adecuada, especialmente de vitamina B12, la dieta vegana puede ser una opción completamente saludable y sostenible para todas las etapas de la vida. La evidencia científica respalda su viabilidad y beneficios, destacando que lo más importante es la calidad y variedad de los alimentos consumidos, independientemente del tipo de dieta que se siga.

---

33. V. Melina *et al.*, «Position of the Academy of Nutrition and Dietetics. Vegetarian Diets», *Journal of the Academy of Nutrition and Dietetics*, 116(12), 2016, pp. 1970-1980, <https://doi.org/10.1016/j.jand.2016.09.025>.

6.6. Plato de Harvard

El plato de Harvard, desarrollado por expertos en nutrición de la Escuela de Salud Pública de Harvard, es una herramienta visual que proporciona una guía clara y sencilla para crear comidas equilibradas. Esta guía enfatiza la importancia de incluir una variedad de alimentos saludables y mantener un equilibrio adecuado entre los diferentes grupos de alimentos, promoviendo una dieta rica en nutrientes y beneficiosa para la salud.

Componentes del plato de Harvard

EL PLATO PARA COMER SALUDABLE

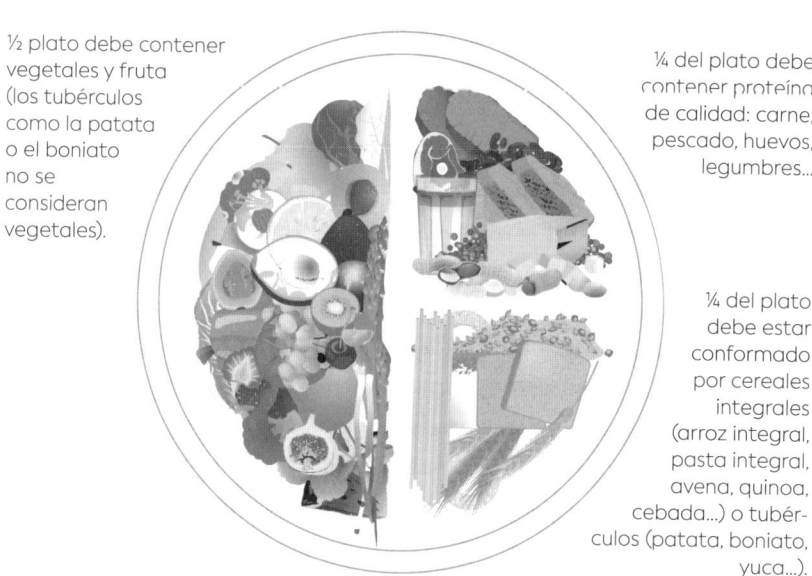

½ plato debe contener vegetales y fruta (los tubérculos como la patata o el boniato no se consideran vegetales).

¼ del plato debe contener proteína de calidad: carne, pescado, huevos, legumbres...

¼ del plato debe estar conformado por cereales integrales (arroz integral, pasta integral, avena, quinoa, cebada...) o tubérculos (patata, boniato, yuca...).

Además, usa aceite de buena calidad, bebe agua y muévete.

1. **Vegetales y frutas (½ plato)**
   - Variedad y colores. Se recomienda que la mitad del plato esté compuesta por vegetales y frutas, destacando la variedad y los colores para asegurar una amplia gama de nutrientes y antioxidantes.[34] Los vegetales y las frutas son ricos en fibra, vitaminas y minerales esenciales para el buen funcionamiento del cuerpo.

2. **Granos integrales y tubérculos (¼ del plato)**
   - Cereales integrales. La cuarta parte del plato debe estar compuesta por granos integrales, tales como trigo integral, quinoa, avena, arroz integral y alimentos hechos con estos granos. Los granos integrales son una excelente fuente de fibra, vitaminas del grupo B y minerales.
   - Tubérculos. Además de los granos integrales, los tubérculos como la patata y el boniato tienen alto contenido en fibra, son saciantes y saludables, y proporcionan carbohidratos complejos y una variedad de nutrientes esenciales que contribuyen a una dieta equilibrada. Son una buena fuente de vitamina C, potasio y antioxidantes, que apoyan la salud inmunológica y cardiovascular.[35]

3. **Proteínas saludables (¼ del plato)**
   - Fuentes saludables de proteínas. La otra cuarta parte del plato debe incluir fuentes saludables de proteínas, como pescado, aves, legumbres, frutos secos y semillas. Las legumbres, en particular, son una excelente fuente de proteínas y carbohidratos, lo que las convierte en

---

34. Harvard T. H. Chan. School of Public Health, «The Nutrition Source. Healthy Eating Plate», sin fecha, <https://www.hsph.harvard.edu/nutritionsource/healthy-eating-plate/>.
35. *Ibid.*

un alimento versátil y nutritivo. Las proteínas son fundamentales para el crecimiento y reparación de tejidos, y proporcionan aminoácidos esenciales.
- Limitar carnes rojas y evitar carnes procesadas. Es importante limitar el consumo de carnes rojas y evitar las carnes procesadas, que han sido asociadas a un mayor riesgo de enfermedades cardiovasculares y ciertos tipos de cáncer. Las proteínas de origen vegetal, como las legumbres, son una excelente alternativa que también puede mejorar la salud digestiva y reducir el riesgo de enfermedades crónicas (Willett *et al.*, 2019).[36]

4. **Grasas saludables**
- Fuentes de grasas saludables. Se recomienda el uso de grasas saludables, como las que se encuentran en el aceite de oliva virgen extra, frutos secos y aguacates. Estas grasas son ricas en ácidos grasos monoinsaturados y poliinsaturados, que son beneficiosas para la salud cardiovascular. El aceite de oliva virgen extra, en particular, es una piedra angular de la dieta mediterránea y ha demostrado reducir la inflamación y mejorar la salud del corazón. Los frutos secos y aguacates también proporcionan una amplia gama de nutrientes, como vitamina E, magnesio y fibra.
- Evitar grasas trans. Es crucial evitar las grasas trans, que se encuentran en muchos alimentos procesados, ya que pueden aumentar el colesterol LDL (malo) y reducir el colesterol HDL (bueno), aumentando el riesgo de enfermedades cardiovasculares (Mozaffarian *et al.*, 2006).[37]

---

36. W. C. Willett *et al.*, *Eat, drink, and be healthy*, The Harvard Medical School Guide to Healthy Eating, Nueva York, Free Press, 2019.
37. D. Mozaffarian *et al.*, «Trans fatty acids and cardiovascular disease», *The New England Journal of Medicine*, 354(15), 2006, pp. 1601-1613, <https://doi.org/10.1056/NEJMra054035>.

5. Agua
- Beber agua, té o café sin azúcar. Se aconseja el consumo de agua como bebida principal, además de té o café sin azúcar. Mantener una buena hidratación es esencial para la salud general. El agua es crucial para todos los sistemas corporales, y una hidratación adecuada puede mejorar la función cognitiva y la energía física.
- Evitar bebidas azucaradas. Las bebidas azucaradas deben evitarse, ya que están asociadas a un mayor riesgo de obesidad, diabetes tipo 2 y enfermedades cardiovasculares. Estas bebidas añaden una cantidad significativa de calorías sin proporcionar nutrientes esenciales (Malik et al., 2010),[38] lo que conocemos como *calorías vacías*.

Esta tabla detalla una lista de alimentos por cada grupo de nutrientes del plato de Harvard.

Grupo de nutrientes	Alimentos recomendados
Vegetales y frutas	Los vegetales son ricos en fibra, vitaminas y minerales esenciales. Se recomienda incluir una amplia variedad de colores y tipos para asegurar una ingesta diversa de nutrientes. Las frutas proporcionan vitaminas, minerales y antioxidantes. Optar por frutas frescas y de temporada puede maximizar su contenido nutricional y su sabor.
Vegetales	Brócoli, espinaca, zanahoria, pimiento, col rizada, coliflor, berenjena, calabacín, lechuga, tomate, pepino.
Frutas	Manzana, naranja, plátano, bayas (fresa, arándano, frambuesa), uva, mango, pera, piña, kiwi, melón.

---

38. V. S. Malik *et al.*, «Sugar-sweetened beverages and risk of metabolic syndrome and type 2 diabetes. A meta-analysis», *Diabetes Care*, 33(11), 2010, pp. 2477-2483, <https://doi.org/10.2337/dc10-1079>.

Grupo de nutrientes	Alimentos recomendados
Granos integrales y tubérculos	Los granos integrales son una excelente fuente de fibra, vitaminas del grupo B y minerales. Ayudan a mantener los niveles de azúcar en sangre estables y apoyan la salud digestiva. Los tubérculos, como las patatas y los boniatos, son altos en fibra y nutrientes. Son una buena fuente de carbohidratos complejos y pueden ser una parte saludable de una dieta equilibrada.
Granos integrales	Arroz integral, avena, quinoa, cebada, trigo integral, farro, bulgur, mijo.
Tubérculos	Patata, boniato, batata, yuca, chirivía, zanahoria.
Proteínas saludables	Pescado y mariscos: ricos en ácidos grasos omega-3, que son beneficiosos para la salud del corazón y el cerebro. Aves: fuente magra de proteína, baja en grasas saturadas en comparación con las carnes rojas. Legumbres: proporcionan proteínas y carbohidratos, además de fibra y varios micronutrientes. Frutos secos y semillas: ricos en proteínas, grasas saludables, vitaminas y minerales.
Pescados y mariscos	Salmón, atún, sardina, trucha, caballa, mejillón, camarón.
Aves	Pollo, pavo.
Legumbres	Lentejas, garbanzos, frijoles o alubias, guisantes, habas.
Frutos secos y semillas	Almendras, nueces, semillas de chía, semillas de lino, semillas de girasol, anacardos, avellanas, pistachos.
Grasas saludables	Aceites vegetales: los aceites como el de oliva virgen extra y el de canola son ricos en ácidos grasos monoinsaturados y poliinsaturados, beneficiosos para la salud cardiovascular. Frutos secos y aguacate: además de ser una buena fuente de grasas saludables, proporcionan fibra y otros nutrientes esenciales.
Aceites vegetales	Aceite de oliva virgen extra, aceite de canola, aceite de soja, aceite de linaza.
Frutos secos y aguacate	Nueces, almendras, avellanas, pistachos, cacahuetes, aguacates.

Grupo de nutrientes	Alimentos recomendados
Agua y bebidas saludables	Agua: la hidratación adecuada es fundamental para la salud general. El agua debe ser la principal fuente de hidratación. Té y café sin azúcar: opciones bajas en calorías que pueden proporcionar antioxidantes y otros compuestos beneficiosos sin azúcares añadidos.
Bebidas	Agua, té sin azúcar, café sin azúcar, agua con gas.

La importancia del plato de Harvard

En mi opinión, el plato de Harvard es una herramienta educativa muy efectiva que simplifica la creación de comidas equilibradas y nutritivas. Al seguir esta guía visual, las personas pueden asegurarse de que sus dietas incluyan una amplia variedad de alimentos saludables que proporcionen todos los nutrientes esenciales necesarios para mantener una buena salud. Esta guía no solo promueve la inclusión de vegetales, frutas, granos integrales y proteínas saludables, sino que también enfatiza la importancia de elegir grasas saludables y mantenerse bien hidratado.

La implementación del plato de Harvard puede ayudar a reducir el riesgo de enfermedades crónicas, mejorar la salud digestiva y promover un peso saludable. Es una herramienta flexible y adaptable que puede ser utilizada por personas de todas las edades y estilos de vida. En un mundo donde la información nutricional puede ser confusa y a menudo contradictoria, esta herramienta ofrece una base sólida y científica para construir una dieta saludable y sostenible.

A nivel profesional, es una herramienta que utilizo constantemente en mis consultas y talleres, obteniendo muy buenos resultados en reeducación alimentaria e incluso en la consecución de resultados para pérdida de grasa y mejora de los marcadores de salud (colesterol, triglicéridos o hipertensión arterial).

Y a nivel personal, te diré que cuando inicié mi cambio de hábitos jamás conté calorías ni pesé los alimentos, simplemente me guie por esta herramienta. Cuando me enfrentaba al momento de elaborar mis comidas, dividía el plato en las diferentes partes que aconseja el plato de Harvard y me esforzaba en cubrir siempre el medio plato de vegetales. Como ya te he contado, mi alimentación no era ni variada ni equilibrada, principalmente por el hecho de que apenas consumía verduras. Así pues, mi objetivo era incluirlas en mis comidas principales. Fue de esta manera como inicié un proceso de investigación y aprendizaje sobre cómo cocinarlas y hacerlas más atractivas. El resultado de este proceso fueron treinta kilos perdidos que seguramente haya ganado en calidad y esperanza de vida.

¿Es necesario que todas nuestras comidas se conformen con el plato de Harvard?

Seguro que te estás preguntando si ahora, cada vez que vayas a comer algo, tienes que seguir al pie de la letra esta estructura. Pues no, tranquilidad. No todas las comidas tienen que seguir exactamente las proporciones del plato de Harvard. Se trata únicamente de una herramienta educativa que te puede ayudar a entender las bases de una alimentación saludable, pero permite variaciones y adaptaciones según las circunstancias personales. Por ejemplo:

- **Comidas y *snacks*.** Algunas comidas, como desayunos o *snacks*, pueden no conformarse completamente al modelo del plato de Harvard, pero aún pueden ser nutritivas y saludables. Por ejemplo, merendar una pieza de fruta con un puñado de frutos secos quizá no cumpla con la distribución propuesta en esta guía, pero sin duda es una opción perfectamente nutritiva y saludable para ese *snack*. Cén-

trate en seguirla mayoritariamente en tus comidas principales (comida/almuerzo y cena) y procura hacer elecciones nutritivas en el resto de las ingestas.
- **Flexibilidad en comidas sociales.** En eventos sociales o comidas fuera de casa suele ser más difícil seguir el plato de Harvard al pie de la letra. En estos casos, aplicar los principios básicos de balance y variedad sigue siendo beneficioso.
- **Adaptación a objetivos concretos.** El plato de Harvard sugiere unas proporciones generales de los distintos grupos de alimentos, pero las cantidades exactas deben ajustarse a los requerimientos individuales. Estos pueden variar ampliamente en función de la demanda energética, objetivos específicos y otros factores personales.

■ **Demanda energética y objetivos individuales**
— **Pérdida de grasa.** Quienes buscan perder grasa pueden beneficiarse de ajustar la proporción de macronutrientes, reduciendo la ingesta de carbohidratos y aumentando las proteínas y grasas saludables. La reducción de carbohidratos se hace porque aumentamos las proteínas y jugamos con que los carbohidratos son una fuente de energía que regulamos según nuestro nivel de actividad. Esto ayuda a promover la saciedad y el mantenimiento de la masa muscular mientras se ajusta la ingesta calórica para favorecer la pérdida de grasa.

— **Aumento de masa muscular.** Si el objetivo es aumentar la masa muscular, se puede necesitar un incremento en la ingesta de proteínas y carbohidratos para proporcionar el combustible y los bloques de construcción necesarios para la síntesis muscular y la recuperación posejercicio. Los carbohidratos adicionales son esenciales para reponer el glucógeno muscular y proporcionar la energía necesaria durante entrenamientos intensos.

— **Mantenimiento.** Si se busca mantener el peso, se puede seguir una dieta equilibrada similar al plato de Harvard, pero haciendo ajustes menores en la ingesta calórica o en la distribución de macronutrientes para mantener su peso y energía estables. En este caso, la proporción de carbohidratos, proteínas y grasas debe ajustarse ligeramente para adaptarse a las preferencias personales y el nivel de actividad.

- **Factores personales**
  — **Edad, sexo y nivel de actividad física.** Las necesidades energéticas varían según la edad, sexo y nivel de actividad física. Un adulto activo requiere más calorías y nutrientes que una persona sedentaria o un niño.
  — **Condiciones de salud y preferencias alimentarias.** Las necesidades dietéticas pueden cambiar debido a condiciones de salud específicas (como diabetes, enfermedades cardiovasculares, etcétera) y preferencias alimentarias (como vegetarianismo o intolerancias alimentarias).

Conclusión

El plato de Harvard es una guía valiosa que ofrece una base sólida para una alimentación saludable, pero no es una regla estricta. La adaptabilidad y personalización son claves para satisfacer las necesidades individuales y objetivos específicos. Tras entender y aplicar los principios del plato de Harvard, se asegura una dieta equilibrada y nutritiva que se ajuste a las demandas personales y estilos de vida. Esta flexibilidad hace que el plato de Harvard sea una herramienta práctica y accesible para promover una alimentación saludable y sostenible a largo plazo.

6.7. La búsqueda de la dieta perfecta: un espejismo

La idea de una «dieta perfecta» es un concepto muy atractivo, pero en realidad no existe una dieta universalmente ideal que funcione para todos. A lo largo de este capítulo hemos explorado diversas dietas populares, cada una con sus ventajas y desventajas. Sin embargo, es fundamental entender que la mejor dieta para ti es aquella que se adapta a tus gustos, preferencias, horarios, valores y, para mí lo más importante, aquella que puede ser sostenida a largo plazo.

La dieta ideal es personalizada

Una dieta no es simplemente un conjunto de reglas sobre qué comer y qué evitar. Tampoco es la dieta de tu prima o tu vecina, que le ha ido de maravilla o que ha descargado de una página de internet. Es un plan de alimentación que debe alinearse con tu vida diaria, tus preferencias alimentarias y tus objetivos de salud y bienestar.

Estos son algunos factores clave que te pueden ayudar a encontrar la dieta adecuada para ti:

1. Gustos y preferencias personales
   - **Comer debe ser una experiencia placentera.** Si una dieta excluye alimentos que te encantan o te obliga a consumir alimentos que no disfrutas, es poco probable que puedas mantenerla a largo plazo. Una conversación típica en consulta cuando pregunto a un paciente sobre su alimento favorito suele ser:

—Me encanta el queso, pero sé que no puedo comerlo haciendo dieta.

—¿Tu idea es dejar de comer queso para siempre?
—¡No! Solo hasta que esté en mi peso.
—Y si pasas mucho tiempo sin comer queso, ¿cómo te sientes?
—Me genera ansiedad. Hay veces que empiezo y no puedo parar.
—Entonces, si te gusta y quieres seguir disfrutándolo de por vida, ¿no crees que lo mejor sería adaptarlo a tu plan de alimentación para que sea más placentero y llevadero?

Es importante que el plan alimentario incluya una variedad de alimentos que encuentres sabrosos y satisfactorios. Basta ya de pensar que comer sano o comer para conseguir una recomposición corporal o pérdida de grasa pasa por comer lechuga y pechuga y yogures desnatados. Lo importante es conocer qué nutrientes necesitas y en qué proporción y cantidades, sin prohibiciones, con flexibilidad y satisfacción.

2. Horarios y rutina diaria
- Tu dieta debe encajar en tu rutina diaria sin causar estrés adicional. Si tienes un horario de trabajo irregular, una dieta que requiera múltiples comidas preparadas al día no será muy práctica. Quizá en ese contexto un ayuno intermitente o un patrón de tres comidas grandes al día sea más adecuado.
- Considera tu nivel de actividad física y asegúrate de que tu dieta te proporcione la energía necesaria para tus actividades diarias. No somos robots, no necesitamos la misma cantidad de energía durante toda la vida, día tras día. Tendremos etapas más sedentarias y otras más movidas. En función de ello, nuestras demandas energéticas serán diferentes.

3. Valores y convicciones
- Para muchos, la alimentación es una extensión de sus valores personales, como el bienestar animal, la sostenibilidad ambiental o determinadas creencias religiosas.
- Es crucial que la dieta que elijas respete y apoye estos valores para que puedas adherirte a ella con convicción y propósito.

La importancia de una dieta estructurada

Independientemente del tipo de dieta que elijas, recuerda que debe estar bien estructurada para asegurarte de que cubre todas tus necesidades nutricionales. Esto implica las siguientes condiciones:

1. Balance de nutrientes
- Una dieta equilibrada debe incluir una adecuada proporción de macronutrientes: carbohidratos, proteínas y grasas.
- También debe proporcionar suficientes micronutrientes como vitaminas y minerales esenciales para el buen funcionamiento del cuerpo.

2. Sostenibilidad a largo plazo
- La sostenibilidad es clave para el éxito de cualquier plan de alimentación. Si una dieta es demasiado restrictiva o complicada, es probable que no puedas mantenerla a largo plazo.
- Busca una dieta que puedas seguir de manera consistente, no solo durante unas pocas semanas o meses, sino a lo largo de tu vida.

3. Adherencia y resultados
- La adherencia es el factor más importante en el éxito de cualquier dieta. Solo una dieta que puedas seguir a largo plazo te permitirá lograr y mantener tus objetivos de salud o estéticos.

> Recuerda que cualquier dieta que siga un déficit calórico bien estructurado puede conducir a la pérdida de peso, y cualquier dieta bien equilibrada puede mejorar la salud.

Los peligros de las dietas de moda

Seguir una dieta de moda solo porque es popular o porque se dice que es la mejor para la salud o la pérdida de peso puede llevar a la frustración y el fracaso. Aquí hay algunas razones por las que estas dietas pueden no ser efectivas para todos:

1. No se adaptan a tus necesidades
   - Las dietas de moda a menudo no tienen en cuenta tus necesidades individuales. Pueden ser demasiado restrictivas o no proporcionar los nutrientes necesarios para tu cuerpo y estilo de vida.
   - Sin una personalización adecuada, estas dietas pueden resultar insostenibles y poco satisfactorias.

2. Déficit calórico y pérdida de peso
   - La evidencia muestra que lo más importante para la pérdida de peso es mantener un déficit calórico, independientemente del tipo de dieta que sigas.
   - Todas las dietas pueden conducir a la pérdida de peso

si están bien estructuradas y se mantienen en un déficit calórico adecuado, por lo que no es necesario recurrir a dietas de moda que ponen en riesgo tu salud.

3. **Fracaso y frustración**
   - Si sigues una dieta que no se adapta a ti y no puedes mantenerla, es probable que experimentes fracaso y frustración.
   - Esto puede llevar a ciclos de dieta yoyó, donde pierdes y recuperas peso repetidamente, lo que perjudica tu salud física y mental.

Conclusión

No existe una «dieta perfecta» universal. La clave para una alimentación saludable y exitosa es encontrar una dieta que se adapte a ti, que esté bien estructurada para cubrir todas tus necesidades nutricionales y pueda ser sostenida a largo plazo. Al elegir una dieta que respete tus gustos, horarios y valores, tendrás más probabilidades de adherirte a ella y lograr tus objetivos de salud y bienestar.

> Recuerda que la mejor dieta es aquella que puedes seguir de manera saludable y feliz durante toda tu vida.

7
Entender los macronutrientes

Cuando empecé a cambiar mis hábitos de alimentación, algo que me abrumaba, fruto de mi desconocimiento, eran los macronutrientes. Que si proteínas, que si carbohidratos, que si grasas. ¿Esto es proteína o es grasa? ¿Cuánto de cada debería comer? ¿Lo estaré haciendo bien o mal? Si busco perder peso, ¿debo eliminar alguno?

Vamos a conocer uno de los fundamentos más importantes de la nutrición: los macronutrientes. Si tú también te has preguntado alguna vez qué son realmente las proteínas, los carbohidratos y las grasas, y por qué son tan cruciales para nuestra salud, este es tu capítulo.

Los macronutrientes son las sustancias que nuestro cuerpo debe recibir en mayores cantidades para funcionar correctamente. A diferencia de las vitaminas y minerales, que son suficientes en pequeñas cantidades, los macronutrientes proporcionan la energía necesaria para todas nuestras actividades diarias, desde respirar y pensar hasta correr un maratón. Además, juegan roles vitales en la construcción y reparación de tejidos, la producción de hormonas y enzimas, y la protección de nuestros órganos.

Me gustaría desmitificar los macronutrientes y empoderarte con el conocimiento necesario para tomar decisiones informadas sobre tu alimentación. Al comprender la importancia de cada macronutriente y cómo equilibrarlos en tu dieta, podrás mejorar tu salud, aumentar tu energía y alcanzar tus objetivos. También será más difícil que te engañen con dietas o productos que te prometen milagros.

Vamos a desglosar cada uno de los tres macronutrientes esenciales: proteínas, carbohidratos y grasas. Vas a conocer sus funciones en el cuerpo, las fuentes alimenticias de cada uno y cómo determinar la cantidad adecuada para tus necesidades. Pues la comida no se limita a calorías con las que engordas o adelgazas, va mucho más allá de eso. Va de energía, de funciones vitales, de función cognitiva, de bienestar psicológico. Por eso también abordaré algunos mitos comunes y te daré algunos consejos prácticos para integrar en la vida diaria.

La nutrición no tiene que ser complicada. Con una comprensión clara de los macronutrientes, puedes simplificar tus decisiones alimentarias y sentirte seguro de que estás nutriendo tu cuerpo de la mejor manera posible. Este es el primer paso hacia una alimentación más informada, consciente y equilibrada.

7.1. ¿Qué son los macronutrientes?

Los macronutrientes se dividen en tres categorías principales: proteínas, carbohidratos y grasas. Cada una desempeña funciones únicas y esenciales en el mantenimiento de la salud.

Tipos de macronutrientes

1. Proteínas
   - ¿Qué son? Las proteínas son moléculas complejas formadas por aminoácidos, que son los bloques de construcción del cuerpo.
   - ¿Para qué sirven? Son cruciales para la construcción y reparación de tejidos, la producción de enzimas y hormonas, y el mantenimiento del sistema inmunológico.

2. Carbohidratos
   - ¿Qué son? Los carbohidratos son azúcares y almidones que el cuerpo descompone en glucosa para obtener energía.
   - ¿Para qué sirven? Actúan como la principal fuente de energía para el cuerpo, especialmente para el cerebro y los músculos durante la actividad física y su recuperación.

3. Grasas
   - ¿Qué son? Las grasas son compuestos hechos de ácidos grasos y glicerol.
   - ¿Para qué sirven? Proporcionan energía, ayudan en la absorción de vitaminas liposolubles (A, D, E y K) y protegen los órganos vitales.

Funciones generales de los macronutrientes

Cada macronutriente tiene funciones específicas que son cruciales para la salud y el bienestar general:

- **Energía.** Todos los macronutrientes proporcionan energía, pero en diferentes cantidades. Los carbohidratos y las pro-

teínas aportan 4 calorías por gramo, mientras que las grasas aportan 9 calorías por gramo. Esta energía es esencial para todas las actividades del cuerpo, desde el movimiento hasta el pensamiento.
- **Crecimiento y reparación.** Las proteínas son esenciales para el crecimiento y la reparación de los tejidos corporales. Sin un consumo adecuado de proteínas, el cuerpo no puede mantener ni reparar sus estructuras adecuadamente.
- **Mantenimiento del cuerpo.** Las grasas y las proteínas son esenciales para el mantenimiento de las células y la producción de moléculas importantes como las hormonas y las enzimas. Además, las grasas ayudan a mantener la integridad de las membranas celulares y actúan como una reserva de energía.
- **Regulación de procesos corporales.** Los carbohidratos, a través de la glucosa, son cruciales para el funcionamiento del cerebro y el sistema nervioso. Las proteínas y las grasas también juegan su papel en la regulación de diversas funciones corporales, como la síntesis de hormonas y el transporte de nutrientes.

Entender los macronutrientes y sus funciones no solo te ayuda a hacer elecciones alimentarias más informadas, sino que también te permite adaptar tu dieta para satisfacer tus necesidades específicas, tanto si buscas aumentar tu energía como mejorar tu rendimiento físico o mantener una buena salud general.

Exploremos ahora sus beneficios, sus fuentes alimenticias y cómo puedes equilibrarlos en tu dieta para optimizar tu bienestar. Quiero que tengas una comprensión clara y práctica de cómo los macronutrientes influyen en tu salud y cómo puedes utilizarlos para alcanzar tus objetivos.

7.2. Las proteínas

Son uno de los macronutrientes más esenciales y multifacéticos en nuestra dieta. Resultan fundamentales para el crecimiento, la reparación y el mantenimiento de prácticamente todas las estructuras y funciones corporales. Así que debemos entender qué son, cuál es su importancia y cómo asegurarnos de que estamos obteniendo suficiente cantidad de ellas en nuestra dieta.

Función de las proteínas

Las proteínas están compuestas por aminoácidos, que son los bloques de construcción del cuerpo. Existen veinte aminoácidos diferentes, de los cuales nueve son considerados esenciales porque el cuerpo no puede sintetizarlos y deben obtenerse a través de la dieta. Las funciones principales de las proteínas son:

- **Construcción y reparación de tejidos.** Las proteínas son cruciales para el crecimiento y la reparación de tejidos musculares, piel, cabello y uñas.
- **Producción de enzimas y hormonas.** Muchas enzimas y hormonas son proteínas o están compuestas de proteínas. Estas moléculas son vitales para la regulación de procesos metabólicos y fisiológicos.
- **Soporte del sistema inmunológico.** Las proteínas juegan un papel clave en la formación de anticuerpos que ayudan a defender el cuerpo contra infecciones.
- **Transporte y almacenamiento de nutrientes.** Las proteínas también están involucradas en el transporte de moléculas como oxígeno (a través de la hemoglobina) y en el almacenamiento de otros nutrientes esenciales.

Fuentes de proteínas

Es importante obtener proteínas de una variedad de fuentes para asegurar una ingesta adecuada de todos los aminoácidos esenciales. Las fuentes de proteínas pueden dividirse en dos categorías principales:

- **Fuentes animales.** Estas son generalmente consideradas proteínas completas, ya que contienen todos los aminoácidos esenciales.
  — Carne: res, pollo, cerdo, cordero...
  — Pescado y mariscos: salmón, atún, pescado blanco, crustáceos...
  — Huevos: una fuente excelente y económica de proteína completa.
  — Lácteos: leche, queso, yogur...

- **Fuentes vegetales.** Muchas proteínas vegetales son incompletas, pero si las combinas adecuadamente obtienes un perfil de aminoácidos completo.
  — Legumbres: alubias, lentejas, garbanzos...
  — Frutos secos y semillas: almendras, nueces, semillas de chía, semillas de girasol...
  — Granos enteros: quinoa, arroz integral, avena...
  — Productos de soja: tofu, *tempeh,* edamame...

Requerimientos diarios

La cantidad de proteína que necesitas puede variar dependiendo de varios factores, como la edad, el sexo, el nivel de actividad física y los objetivos de salud. La recomendación oficial de la OMS sobre el consumo de proteína está entre 0,8 y 1 gramo por kilo de peso corporal al día. Es decir, en el caso de una persona sedentaria que pese 65 kilos y consuma 2.000 calorías, esto representa entre un 10 y un 13 por ciento del total de sus calorías. Sin embargo, los atletas, las personas que realizan entrenamiento de fuerza y aquellos en recuperación de una lesión o en etapa de crecimiento pueden necesitar más.

¿Es necesario suplementarse con proteína en polvo?

No, no es necesario si se sigue una dieta completa y equilibrada, ya que la proteína en polvo es opcional y puede considerarse como un recurso más. La necesidad de tomar este suplemento depende de varios factores, como el objetivo personal, el nivel de actividad física, la dieta y las necesidades nutricionales específicas. Estos son algunos puntos clave que pueden ayudarte a decidir si necesitas suplementarte con proteína en polvo:

- Factores que hay que tener en cuenta
1. Objetivo
    - **Ganar masa muscular.** Las personas que buscan aumentar su masa muscular pueden beneficiarse de la proteína en polvo para asegurar que están consumiendo suficiente proteína para la síntesis muscular. En principio, deben ingerir una gran cantidad de comida a lo largo del día, por lo que esta opción práctica y rápida resulta de gran ayuda.
    - **Perder peso.** Para aquellos que buscan perder peso, la proteína en polvo puede ayudar a mantener la masa muscular mientras se pierde grasa y proporcionar una sensación de saciedad.

2. Consumo de proteína en la dieta
    - Si ya consumes suficiente proteína a través de fuentes alimenticias naturales (como carne, pescado, huevos,

lácteos, legumbres, frutos secos y semillas), es posible que no necesites suplementos de proteína en polvo.
- Las guías dietéticas generalmente recomiendan alrededor de 0,8 a 1 gramo de proteína por cada kilo de peso corporal para la población en general, pero las necesidades pueden ser mayores para atletas y personas muy activas (llegando a los 2,5 gramos por kilo).

3. Conveniencia y practicidad
    - La proteína en polvo es una opción conveniente para aquellos con un estilo de vida ocupado, ya que es fácil de transportar, preparar y consumir.
    - También para después de los entrenamientos, cuando se necesita una ingesta rápida de proteína.

4. Restricciones dietéticas
    - Las personas con restricciones dietéticas, como los veganos o aquellas con intolerancias alimentarias, pueden encontrar en la proteína en polvo una manera eficaz de asegurar una ingesta adecuada de proteína sin saltarse sus restricciones dietéticas.

- **Ventajas y desventajas**
  Ventajas:
  — Practicidad. Fácil de preparar y consumir.
  — Versatilidad. Se puede añadir a batidos, yogures, avena y otras recetas.
  — Disponibilidad. Varias opciones disponibles para diferentes necesidades dietéticas (vegetariana, vegana, sin lactosa).
  Desventajas:
  — Coste. Puede ser más caro que obtener proteína a través de alimentos enteros.

— Procesamiento. Es un producto procesado, y algunas marcas contienen aditivos y azúcares añadidos.
— Necesidad individual. No todos necesitan suplementarse si su dieta ya es equilibrada.

Por tanto, no es estrictamente necesario suplementarse con proteína en polvo si puedes obtener suficiente proteína de tu dieta habitual. Sin embargo, puede ser una herramienta útil para ciertas personas, especialmente aquellas con altos requerimientos proteicos o que buscan comodidad y rapidez en su ingesta de nutrientes. Siempre es recomendable que consultes con un profesional antes de empezar cualquier plan de suplementación para asegurarte de que se ajusta a tus necesidades personales.

Consejos prácticos

Para asegurarte de que estás obteniendo suficiente proteína de calidad en tu dieta, no es preciso que cojas la calculadora y hagas cálculos complejos. Empieza siguiendo estos consejos prácticos:

- **Varía tus fuentes de proteína.** Combina proteínas animales y vegetales para obtener una gama completa de aminoácidos.
- **Consume proteínas en cada comida.** Esto puede ayudarte a mantener la energía durante el día y apoyar el crecimiento y la reparación muscular. Además, la proteína es un macronutriente muy saciante, por lo que mantendrá tu apetito estable durante más tiempo.
- **Opta por proteínas magras.** Elige cortes magros de carne y fuentes de proteína baja en grasa para mantener un perfil de nutrientes equilibrado.

- **Combina alimentos vegetales.** Por ejemplo, arroz con lentejas o hummus con pan integral, para obtener proteínas completas. De esta forma, además de proteína, obtendrás una buena fuente de fibra, vitaminas y minerales.

> **EJEMPLO DE UN DÍA EQUILIBRADO EN PROTEÍNAS**
>
> **Desayuno:** yogur griego con frutos rojos y semillas de chía.
> **Almuerzo:** ensalada de quinoa con garbanzos, vegetales variados y un aderezo de tahini y limón.
> **Cena:** filete de salmón con espárragos y arroz integral.
> **Snacks:** mix de frutos secos y una manzana, hummus con palitos de zanahoria.

Al comprender la importancia de las proteínas y cómo incorporarlas adecuadamente en tu dieta, estarás bien encaminado para alcanzar tus objetivos.

7.3. Carbohidratos

Los carbohidratos a menudo generan mucha confusión y controversia en el mundo de la nutrición. Los acusan de ser los responsables del aumento de peso, los demonizan y se restringen en muchas dietas de pérdida de grasa. Viven envueltos en mitos, como el de no consumirlos a partir de cierta hora de la tarde. Sin embargo, son una fuente esencial de energía y juegan un papel vital en nuestra salud general. Ahora vamos a ver qué son los carbohidratos, sus diferentes tipos, su función en el cuerpo y cómo elegir los saludables.

Función de los carbohidratos

Los carbohidratos son la principal fuente de energía para el cuerpo humano. Se descomponen en glucosa, que es utilizada por las células para producir energía. Esta energía es esencial para todas las actividades diarias, desde caminar y correr hasta pensar y respirar. Los carbohidratos también juegan un papel importante en la función cerebral y en la regulación de los niveles de azúcar en la sangre.

Tipos de carbohidratos
1. Carbohidratos simples
   - ¿Qué son? También conocidos como *azúcares simples*, estos carbohidratos se encuentran en alimentos como frutas, leche y productos procesados como dulces y refrescos.
   - Ejemplos: glucosa, fructosa, lactosa, sacarosa.
   - Impacto en el cuerpo. Se digieren rápidamente, proporcionando un aumento rápido de energía, pero también pueden causar picos en los niveles de azúcar en la sangre. Esto último dependerá del tipo de alimento del que los obtengamos (no es lo mismo un plátano que un dónut), de qué los acompañemos, de nuestra actividad física y estado de salud.

2. Carbohidratos complejos
   - ¿Qué son? Están formados por cadenas más largas de moléculas de azúcar y se encuentran en alimentos integrales como granos enteros, legumbres y vegetales.
   - Ejemplos: almidón, fibra.

- Impacto en el cuerpo. Se digieren más lentamente, proporcionando energía sostenida y ayudando a mantener estables los niveles de azúcar en la sangre. También son ricos en fibra, lo que es beneficioso para la digestión y la salud intestinal.

Índice glucémico

El índice glucémico (IG) es una medida que indica en qué grado afecta un alimento que contiene carbohidratos a los niveles de glucosa en la sangre. Los alimentos con un IG alto provocan aumentos rápidos y pronunciados en esos niveles, mientras que los alimentos con un IG bajo provocan aumentos más lentos y sostenidos.

- **Alimentos de IG alto:** pan blanco, arroz blanco, patatas fritas, dulces.
- **Alimentos de IG bajo:** avena, legumbres, frutas, vegetales no almidonados.

Elegir carbohidratos con un IG bajo puede ayudar a mantener estables los niveles de azúcar en la sangre y proporcionar energía sostenida a lo largo del día.

Requerimientos diarios

La cantidad de carbohidratos que una persona necesita puede variar según la edad, el sexo, el nivel de actividad física y las necesidades individuales. Sin embargo, las pautas dietéticas generalmente recomiendan que los carbohidratos constituyan entre el 45 y el 65 por ciento de la ingesta calórica diaria total. Esto puede traducirse en aproximadamente de 225 a 325 gramos de carbohidratos al día para una dieta de 2.000 calorías.

Consejos prácticos

Para asegurarte de que estás obteniendo carbohidratos de calidad y en las cantidades adecuadas, ten en cuenta estos consejos prácticos:

- **Elige granos enteros.** Opta por productos integrales como avena, arroz integral, quinoa y pan integral en lugar de sus versiones refinadas.
- **Incorpora una variedad de frutas y verduras.** Estas no solo proporcionan carbohidratos saludables, sino también vitaminas, minerales y fibra.
- **Controla las porciones de carbohidratos simples.** Limita el consumo de azúcares añadidos y productos procesados.
- **Combina carbohidratos con proteínas y grasas saludables.** Esto puede ayudar a estabilizar los niveles de azúcar en la sangre y prolongar la sensación de saciedad.

EJEMPLO DE UN DÍA EQUILIBRADO EN CARBOHIDRATOS

Desayuno: avena con frutos rojos, una cucharada de semillas de lino y una pizca de canela.

Almuerzo: ensalada de lentejas con vegetales mixtos, quinoa y un aderezo de aceite de oliva y limón.

Cena: pollo a la plancha con boniato al horno y una porción de brócoli al vapor.

Snacks: una manzana y un puñado de almendras, zanahorias *baby* con hummus.

Al entender la importancia de los carbohidratos y cómo elegir fuentes saludables, podrás mantener un nivel de energía constante, mejorar tu salud general y disfrutar de una dieta equilibrada, todo ello sin renunciar a tus objetivos, sean de mantenimiento de salud o de pérdida de grasa. Recuerda que en la pérdida de grasa, como he comentado en el capítulo de la dieta perfecta, el déficit calórico será el responsable en última instancia de que pierdas grasa. Que tus calorías consumidas al final del día o de la semana sean inferiores a las que hayas gastado en tu actividad diaria es lo que va a facilitar esa utilización de la grasa corporal como combustible. Y dentro de ese plan con déficit calórico, tienen cabida todos los macronutrientes y no deben ser restringidos de manera arbitraria, infundiendo miedo sobre su consumo sin basarse en ninguna evidencia científica demostrada.

7.4. Grasas

Las grasas son otro macronutriente mal entendido y a veces temido en el mundo de la nutrición. Sin embargo, son esenciales para la salud y desempeñan una variedad de funciones importantes en el cuerpo, con especial relevancia en la salud femenina.

Vamos a ver qué son las grasas, sus diferentes tipos, sus funciones en el organismo y cómo incorporarlas de manera saludable en nuestra dieta.

Función de las grasas

Las grasas son una fuente concentrada de energía, proporcionando 9 calorías por gramo, más del doble que las proteínas y los carbohidratos. Además de ser una fuente de energía, tienen varias funciones cruciales:

- **Energía.** Las grasas actúan como una reserva de energía que el cuerpo puede utilizar durante periodos de ayuno o actividad física prolongada.
- **Absorción de vitaminas.** Las grasas son necesarias para la absorción de vitaminas liposolubles, como las vitaminas A, D, E y K.
- **Protección y aislamiento.** Las grasas protegen los órganos vitales y ayudan a mantener la temperatura corporal.
- **Estructura celular.** Forman parte de las membranas celulares, ayudando a mantener su integridad y funcionalidad.
- **Producción de hormonas.** Las grasas son necesarias para la producción de hormonas esenciales, incluyendo las sexuales.

Tipos de grasas

No todas las grasas son iguales. Es importante entender los diferentes tipos y sus efectos en la salud:

1. Grasas saturadas
   - ¿Qué son? Las grasas saturadas están habitualmente sólidas a temperatura ambiente y se encuentran sobre todo en productos animales.
   - Fuentes: carne roja, mantequilla, queso, aceite de coco y aceite de palma.
   - Impacto en la salud. Un consumo elevado de grasas saturadas puede aumentar los niveles de colesterol LDL (malo) y el riesgo de enfermedades cardiovasculares. Sin embargo, algunas fuentes naturales, como el aceite de coco o el queso, pueden tener beneficios cuando se consumen con moderación.

2. **Grasas insaturadas**
   - ¿Qué son? Las grasas insaturadas son generalmente líquidas a temperatura ambiente y se dividen en dos categorías: monoinsaturadas y poliinsaturadas.
   - **Monoinsaturadas**
     — Fuentes: aceite de oliva, aguacate, frutos secos (almendras, nueces de macadamia, avellanas, anacardos y pistachos), semillas (de sésamo, de calabaza, de girasol...).
     — Impacto en la salud. Pueden ayudar a reducir el colesterol LDL y aumentar el colesterol HDL (bueno), reduciendo el riesgo de enfermedades del corazón.
   - **Poliinsaturadas**
     — Fuentes: pescado graso, frutos secos (nueces, piñones, nueces de Brasil), semillas de chía y lino.
     — Impacto en la salud. Los ácidos grasos omega-3 y omega-6 son esenciales para la función cerebral y la salud cardiovascular. Los omega-3, en particular, tienen propiedades antiinflamatorias.

3. **Grasas trans**
   - ¿Qué son? Las grasas trans son grasas insaturadas que han sido hidrogenadas para que sean sólidas a temperatura ambiente.
   - Fuentes: productos procesados, alimentos fritos, margarinas, pasteles y galletas comerciales.
   - Impacto en la salud. Son las más dañinas para la salud, ya que disminuyen el colesterol HDL y aumentan el colesterol LDL y el riesgo de enfermedades del corazón. Se recomienda evitar su consumo en lo posible.

Importancia de las grasas saludables

Incorporar grasas saludables en la dieta es crucial para mantener una buena salud. Las grasas saludables no solo proporcionan energía y ayudan en la absorción de vitaminas, sino que también pueden mejorar la función cerebral y reducir el riesgo de enfermedades crónicas.

Requerimientos diarios

Las pautas dietéticas sugieren que entre el 20 y el 35 por ciento de las calorías diarias provengan de grasas, con un énfasis en las insaturadas. Para una dieta de 2.000 calorías, esto equivale a entre 44 y 78 gramos de grasa al día.

Consejos prácticos

Para asegurarte de que estás consumiendo grasas de manera saludable, ten en cuenta estos consejos:

- **Elige fuentes de grasas insaturadas.** Opta por aceite de oliva virgen extra, aguacate, frutos secos y pescados grasos.
- **Limita las grasas saturadas.** Consume carnes magras y usa aceite de oliva en lugar de margarina.
- **Evita las grasas trans.** Lee las etiquetas de los alimentos y evita los productos que contengan «aceites parcialmente hidrogenados».
- **Equilibra tu ingesta de omega-3 y omega-6.** Asegúrate de incluir alimentos ricos en omega-3, como pescado graso, frutos secos y semillas de lino, para equilibrar la ingesta de omega-6 presente en frutos secos y semillas y algunos aceites vegetales.

> **EJEMPLO DE UN DÍA EQUILIBRADO EN GRASAS**
>
> **Desayuno:** tostada integral con aguacate y un huevo poché.
> **Almuerzo:** ensalada de espinacas con salmón a la plancha, nueces, aguacate y aderezo de aceite de oliva.
> **Cena:** pechuga de pollo asada con quinoa y espárragos salteados en aceite de oliva.
> **Snacks:** yogur griego con un puñado de almendras, zanahorias *baby* con hummus.

Entender la importancia y los diferentes tipos de grasas te ayudará a hacer elecciones alimentarias más saludables y equilibradas, sin temerlas ni demonizarlas.

Una vez que conocemos los tres principales macronutrientes, veamos cómo equilibrarlos para disfrutar de una dieta completa y nutritiva.

7.5. Balance de macronutrientes

Después de haber explorado cada uno de los macronutrientes de forma individual, es crucial entender cómo equilibrarlos en nuestra dieta diaria para optimizar la salud y el bienestar. Vamos a conocer la importancia de ese equilibrio, cómo determinar tus necesidades específicas y algunos consejos prácticos.

Importancia del equilibrio de macronutrientes

Un equilibrio adecuado de macronutrientes asegura que tu cuerpo reciba la energía necesaria para funcionar correctamente. Cada macronutriente tiene un rol específico y una ingesta desequilibrada puede llevar a deficiencias nutricionales o problemas de salud. Por ejemplo, una dieta alta en carbohidratos simples y baja en proteínas puede provocar picos de azúcar en la sangre y pérdida de masa muscular, así como acumulación de grasa. Por otro lado, una dieta alta en grasas saturadas y baja en carbohidratos complejos puede aumentar el riesgo de enfermedades cardiacas.

Determinar tus necesidades específicas

Las necesidades de macronutrientes varían según la edad, sexo, nivel de actividad física y objetivos de salud. Esta es una guía general para determinar la proporción adecuada de macronutrientes:

- Carbohidratos: 45-65 por ciento de las calorías diarias.
- Proteínas: 10-35 por ciento de las calorías diarias.
- Grasas: 20-35 por ciento de las calorías diarias.

Para calcular tus necesidades específicas, sigue estos pasos:

1. **Determina tu ingesta calórica diaria.** Esto se puede hacer utilizando calculadoras en línea que consideran tu edad, sexo, peso, altura y nivel de actividad física.

2. **Calcula los gramos de cada macronutriente.**
   - Carbohidratos: [calorías diarias] × 0,45 a 0,65 ÷ 4 (calorías por gramo).
   - Proteínas: [calorías diarias] × 0,10 a 0,35 ÷ 4 (calorías por gramo).
   - Grasas: [calorías diarias] × 0,20 a 0,35 ÷ 9 (calorías por gramo).

EJEMPLO PRÁCTICO

Supongamos que necesitas consumir 2.000 calorías al día. A continuación te muestro cómo calcular los gramos de cada macronutriente dentro de los rangos recomendados.

Carbohidratos
Límite inferior: (2.000 × 0,45) ÷ 4 = **225 gramos**
Límite superior: (2.000 × 0,65) ÷ 4 = **325 gramos**

Proteínas
Límite inferior: (2.000 × 0,10) ÷ 4 = **50 gramos**
Límite superior: (2.000 × 0,35) ÷ 4 = **175 gramos**

Grasas
Límite inferior: (2.000 × 0,20) ÷ 9 = **44 gramos**
Límite superior: (2.000 × 0,35) ÷ 9 = **78 gramos**

Este cálculo te proporciona un rango de gramos de cada macronutriente que deberías consumir a diario para mantener una dieta equilibrada acorde a tus necesidades calóricas y objetivos.

Consejos prácticos

Para alcanzar un equilibrio adecuado de macronutrientes en tu dieta diaria, ten en cuenta estos consejos prácticos:

- **Planifica tus comidas.** Dedica tiempo a planificar tus comidas y *snacks* para asegurar que incluyan una buena combinación de carbohidratos, proteínas y grasas.
- **La variedad es clave.** Consume una variedad de alimentos de cada grupo de macronutrientes para obtener todos los nutrientes necesarios. Por ejemplo, combina fuentes de

proteínas animales y vegetales, y elige diferentes tipos de granos y grasas saludables.
- **Controla las porciones.** Utiliza herramientas como la báscula de cocina y aplicaciones de seguimiento de alimentos para controlar las porciones y asegurarte de no exceder o no alcanzar tus necesidades diarias.
- **Distribuye los macronutrientes a lo largo del día.** Intenta incluir una fuente de carbohidratos, proteínas y grasas en cada comida y *snack* para mantener los niveles de energía estables y apoyar la función metabólica.
- **Escucha a tu cuerpo.** Aprende a reconocer las señales de hambre y saciedad de tu cuerpo. Ajusta tus ingestas en función de cómo te sientas y tus niveles de energía.
- **Adapta según tus objetivos.** Si tienes objetivos específicos, como ganar masa muscular, perder peso o mejorar el rendimiento deportivo, ajusta la proporción de macronutrientes en consecuencia. Consulta con un nutricionista o dietista titulado para obtener pautas más personalizadas.

EJEMPLO DE UN DÍA EQUILIBRADO EN MACRONUTRIENTES

Desayuno: batido de proteínas con plátano, espinacas, crema de cacahuete y bebida vegetal de almendras.

Almuerzo: ensalada de pollo a la plancha con quinoa, espinacas, tomates cherry, aguacate y aderezo de aceite de oliva y limón.

Cena: salmón al horno con una porción de arroz integral y espárragos salteados en aceite de oliva.

Snacks: yogur griego con miel y nueces, zanahorias *baby* con hummus.

trientes, puedes mejorar tu salud general, mantener niveles de energía estables y alcanzar tus objetivos. Este conocimiento te empodera para tomar decisiones alimentarias informadas y personalizadas según tus necesidades y estilo de vida.

7.6. Conclusión

En este capítulo hemos profundizado en el mundo de los macronutrientes, desglosando la información esencial sobre proteínas, carbohidratos y grasas, y la importancia de equilibrar estos nutrientes en nuestra dieta diaria. Ahora es momento de reunir todos estos conocimientos y reflexionar sobre cómo pueden aplicarse en tu vida cotidiana para mejorar tu salud y bienestar.

Adoptar una perspectiva equilibrada y consciente sobre la nutrición es un viaje continuo, es un viaje que nunca acaba. Todos los días del resto de tu vida deberás tomar decisiones conscientes o inconscientes que te encaminen hacia ese objetivo. Aprovecha todos los conocimientos que vayas adquiriendo en este y otros libros para experimentar, ajustar y perfeccionar tu dieta. Con el tiempo desarrollarás un entendimiento más profundo de cómo los alimentos afectan a tu propio bienestar y cómo usar esta información para disfrutar una vida más saludable y plena. El resultado de ese viaje no tiene por qué ser el mismo que el de otra persona, por lo que es importante que no te compares con nadie.

Resumen de los macronutrientes

1. **Proteínas**
   - Construcción y reparación de tejidos.
   - Producción de enzimas y hormonas.
   - Soporte del sistema inmunológico.
   - Fuentes: carne, pescado, huevos, lácteos, legumbres, frutos secos y semillas.
2. **Carbohidratos**
   - Principal fuente de energía.
   - Pueden ser simples o complejos.
   - Impacto en los niveles de glucosa en la sangre (índice glucémico).
   - Fuentes: frutas, vegetales, granos enteros, legumbres, productos lácteos.
3. **Grasas**
   - Fuente concentrada de energía.
   - Absorción de vitaminas liposolubles.
   - Protección de órganos y regulación de la temperatura corporal.
   - Tipos: saturadas, insaturadas (monoinsaturadas y poliinsaturadas), trans.
   - Fuentes: aceites vegetales, aguacates, frutos secos, pescados grasos, productos de origen animal.

En conclusión, los macronutrientes son los pilares fundamentales de nuestra nutrición. Al entender su función y aprender a equilibrarlos, puedes mejorar tu salud, alcanzar tus objetivos y disfrutar de una dieta variada y satisfactoria.

8
La importancia de los micronutrientes

8.1. Definición y diferencia con los macronutrientes

Los micronutrientes son compuestos esenciales que nuestro cuerpo necesita en pequeñas cantidades para funcionar correctamente. A diferencia de los macronutrientes (carbohidratos, proteínas y grasas), que el cuerpo requiere en grandes cantidades para obtener energía y construir estructuras celulares, los micronutrientes se necesitan en menores cantidades, pero son igualmente vitales para la salud.

Micronutrientes clave

- **Vitaminas.** Compuestos orgánicos necesarios para diversas funciones biológicas. Resultan esenciales porque

el cuerpo no puede producirlas en cantidades suficientes.
- **Minerales.** Elementos inorgánicos que realizan funciones cruciales en el cuerpo, como la formación de huesos y dientes, y la regulación del metabolismo.

8.2. Importancia de los micronutrientes para la salud

Los micronutrientes son fundamentales para mantener una buena salud y prevenir enfermedades. Cada vitamina y mineral tiene funciones específicas y únicas esenciales para el bienestar general. Estas son algunas razones por las que resultan importantes.

- **Función inmunológica.** Vitaminas como la C y el zinc son fundamentales para un sistema inmunológico fuerte.
- **Salud ósea.** El calcio y la vitamina D son vitales para el desarrollo y mantenimiento de huesos fuertes.
- **Producción de energía.** Las vitaminas del complejo B juegan un papel importante en la conversión de alimentos en energía.
- **Cicatrización de heridas.** Minerales como el zinc son importantes para la reparación y regeneración de tejidos.
- **Función neurológica.** El hierro es necesario para transportar oxígeno en la sangre, lo cual es crucial para el funcionamiento cerebral.

Impacto en la salud general

Una deficiencia de micronutrientes puede llevar a una variedad de problemas de salud, desde anemia y debilidad hasta problemas cognitivos y enfermedades crónicas. Por otro lado, consumir una dieta rica en micronutrientes puede mejorar la energía, la inmunidad y la longevidad.

Prevención de enfermedades

Numerosos estudios han demostrado que una ingesta adecuada de micronutrientes puede reducir el riesgo de enfermedades crónicas como enfermedades cardiacas, cáncer y osteoporosis.[39] Además, pueden ayudar a gestionar y prevenir deficiencias nutricionales comunes en diversas poblaciones.

En resumen, aunque se necesiten en pequeñas cantidades, los micronutrientes son componentes esenciales de una dieta saludable y equilibrada. A través de una comprensión básica de lo que son y de su importancia se pueden tomar decisiones más informadas sobre alimentación y, en última instancia, mejorar la salud.

8.3. Vitaminas

Tipos y funciones

Las vitaminas son compuestos orgánicos que desempeñan funciones fundamentales en numerosos procesos biológicos dentro del cuerpo humano. Se clasifican en liposolubles (solubles en grasas) e hidrosolubles (solubles en agua), cada una con funciones específicas.

---

[39]. Harvard T. H. Chan School of Public Health, «Vitamins and minerals. The Nutrition Source», <https://www.hsph.harvard.edu/nutritionsource/what-should-you-eat/vitamins/>.

Vitaminas liposolubles
1. **Vitamina A (retinol)**
   - Función: es crucial para la visión, el sistema inmunológico y el desarrollo y mantenimiento de la piel y las membranas mucosas.
   - Fuentes alimenticias: zanahorias, boniato, espinacas, hígado, productos lácteos.

2. **Vitamina D**
   - Función: ayuda en la absorción de calcio y fósforo, fundamentales para la salud ósea y el sistema inmunológico.
   - Fuentes alimenticias: pescados grasos (salmón, caballa), hígado, yema de huevo; también se sintetiza en la piel con la exposición al sol.

3. **Vitamina E (tocoferoles)**
   - Función: actúa como antioxidante, protegiendo las células del daño oxidativo; también juega un papel en la función inmunológica y en la salud de la piel.
   - Fuentes alimenticias: frutos secos, semillas, espinacas.

4. **Vitamina K (filoquinona, menaquinona)**
   - Función: esencial para la coagulación sanguínea y la salud ósea.
   - Fuentes alimenticias: verduras de hojas verdes (espinacas, col rizada), brócoli, hígado, lácteos.

Vitaminas hidrosolubles
1. **Vitamina C (ácido ascórbico)**
   - Función: antioxidante importante para la salud de la piel, la cicatrización de heridas, la absorción de hierro y el sistema inmunológico.

- Fuentes alimenticias: cítricos (naranjas, limones), fresas, kiwi, pimientos, brócoli.

2. Complejo B
- Funciones variadas
  — B1 (**tiamina**). Ayuda en el metabolismo de carbohidratos y función nerviosa.
  — B2 (**riboflavina**). Importante para el metabolismo energético y la salud de la piel.
  — B3 (**niacina**). Ayuda en el metabolismo energético y la salud de la piel.
  — B5 (**ácido pantoténico**). Necesario para la síntesis de hormonas y metabolismo de grasas y carbohidratos.
  — B6 (**piridoxina**). Fundamental para el metabolismo de proteínas y la función del sistema nervioso.
  — B7 (**biotina**). Importante para el metabolismo de grasas, carbohidratos y proteínas.
  — B9 (**ácido fólico**). Crucial para la división celular y desarrollo fetal durante el embarazo.
  — B12 (**cobalamina**). Esencial para la formación de glóbulos rojos y la función del sistema nervioso.
- Fuentes alimenticias: cereales fortificados, carnes magras, legumbres, frutos secos, vegetales de hojas verdes.

Deficiencia y exceso de vitaminas

Es importante consumir las vitaminas en cantidades adecuadas, ya que tanto la deficiencia como el exceso pueden tener consecuencias negativas para la salud.

- **Deficiencia de vitaminas.** Puede conducir a problemas de salud específicos dependiendo de la vitamina involu-

crada. Por ejemplo, la deficiencia de vitamina A puede provocar problemas de visión nocturna, y la de vitamina D puede provocar raquitismo en niños y osteomalacia en adultos.
- **Exceso de vitaminas.** Algunas vitaminas pueden acumularse en el cuerpo y causar efectos adversos si se consumen en exceso. Por ejemplo, un exceso de vitamina A puede ser tóxico y dañar el hígado, y un exceso de vitamina C puede causar malestar gastrointestinal.

Entender la función específica de cada vitamina y asegurar un equilibrio adecuado en la dieta es esencial para mantener la salud óptima y prevenir deficiencias o toxicidades.

8.4. Minerales

Tipos y funciones

Los minerales son elementos inorgánicos esenciales que desempeñan papeles críticos en numerosas funciones corporales. Se dividen en macrominerales, que se necesitan en cantidades mayores, y oligoelementos, que se necesitan en cantidades más pequeñas pero igualmente importantes.

Macrominerales
1. Calcio
    - Función: esencial para la formación y mantenimiento de huesos y dientes fuertes. También es necesario para la contracción muscular, la transmisión nerviosa y la coagulación sanguínea.
    - Fuentes alimenticias: productos lácteos, hojas verdes (espinacas, col rizada), pescados como el salmón.

2. Fósforo
- Función: junto con el calcio, es crucial para la salud ósea y dental. También participa en la producción de energía celular, así como en la formación de ácidos nucleicos.
- Fuentes alimenticias: carnes, pescados, productos lácteos, frutos secos y semillas.

3. Magnesio
- Función: participa en más de trescientas reacciones enzimáticas en el cuerpo, como la producción de energía, la síntesis de proteínas y la función muscular y nerviosa.
- Fuentes alimenticias: frutos secos, semillas, granos enteros, legumbres, vegetales de hojas verdes.

4. Sodio y potasio
- Función: juegan un papel clave en la regulación del equilibrio hídrico y la presión arterial. El sodio es importante para la transmisión nerviosa y el potasio para la función muscular y nerviosa.
- Fuentes alimenticias: el sodio se encuentra principalmente en alimentos procesados y sal, mientras que el potasio está en frutas (plátanos, naranjas), verduras y legumbres.

5. Cloro
- Función: ayuda a mantener el equilibrio ácido-base en el cuerpo y es esencial para la producción de ácido clorhídrico en el estómago.
- Fuentes alimenticias: principalmente en forma de cloruro de sodio (sal de mesa).

6. Azufre
- Función: esencial para la estructura de proteínas, en particular para los aminoácidos cisteína y metionina. También juega un papel en la desintoxicación del cuerpo.
- Fuentes alimenticias: proteínas animales, ajo, cebolla, crucíferas (coliflor, brócoli).

Oligoelementos
1. Hierro
- Función: componente crucial de la hemoglobina, que transporta oxígeno en la sangre. También es esencial para la producción de energía y la función inmunológica.
- Fuentes alimenticias: carne roja, vísceras, legumbres, vegetales de hojas verdes, cereales fortificados.

2. Zinc
- Función: esencial para el crecimiento y desarrollo, la síntesis de proteínas y el sistema inmunológico. También juega un papel en la cicatrización de heridas y la percepción del gusto.
- Fuentes alimenticias: mariscos, carnes rojas, aves de corral, lácteos, frutos secos.

3. Cobre
- Función: necesario para la formación de tejido conectivo, la producción de energía y la función antioxidante.
- Fuentes alimenticias: mariscos, hígado, frutos secos y semillas, cereales integrales.

4. Manganeso
- Función: contribuye al metabolismo de los carbohidratos, la formación de huesos y la función antioxidante.

- Fuentes alimenticias: frutas, vegetales, frutos secos, cereales integrales.

5. Yodo
   - Función: esencial para la síntesis de hormonas tiroideas, que regulan el metabolismo y el crecimiento.
   - Fuentes alimenticias: productos lácteos, pescados de agua salada, mariscos, sal yodada.

6. Selenio
   - Función: antioxidante que ayuda a proteger contra el daño celular. También es crucial para la función tiroidea y el sistema inmunológico.
   - Fuentes alimenticias: mariscos, carnes, cereales integrales, nueces de Brasil.

Deficiencia y exceso de minerales

Al igual que con las vitaminas, mantener un equilibrio adecuado de minerales es crucial para la salud.

- **Deficiencia de minerales.** Puede desencadenar una serie de problemas de salud, desde osteoporosis y debilidad ósea, debido a la falta de calcio, hasta anemia por deficiencia de hierro y problemas neurológicos por falta de zinc.
- **Exceso de minerales.** Algunos minerales pueden acumularse en el cuerpo y causar toxicidad si se consumen en exceso. Por ejemplo, un exceso de sodio puede contribuir a la hipertensión, mientras que un exceso de hierro puede dañar órganos como el hígado y el corazón.

8.5. Micronutrientes esenciales y sus fuentes

Principales fuentes alimenticias

Es crucial obtener micronutrientes esenciales a través de una dieta equilibrada y variada. Aquí te dejo una tabla con las principales fuentes de vitaminas y minerales clave.

Vitaminas	Fuentes
Vitamina A	Zanahoria, boniato, espinaca, brócoli, hígado, productos lácteos.
Vitamina D	Pescados grasos (salmón, caballa), yema de huevo, hígado; también se produce en la piel con la exposición solar.
Vitamina E	Aceites vegetales (girasol), frutos secos, semillas, espinacas.
Vitamina K	Verduras de hojas verdes (espinacas, col rizada), brócoli, hígado, lácteos.
Vitamina C	Cítricos (naranjas, limones), fresa, kiwi, pimiento, brócoli.
Complejo B (B1, B2, B3, B5, B6, B7, B9, B12)	Cereales fortificados, carnes magras, legumbres, nueces, vegetales de hojas verdes.
Minerales	Fuentes
Calcio	Productos lácteos, hojas verdes (espinacas, col rizada), pescados como el salmón.
Fósforo	Carnes, pescados, productos lácteos, nueces y semillas.
Magnesio	Frutos secos, semillas, granos enteros, legumbres, vegetales de hojas verdes.
Sodio	Alimentos procesados y sal.
Potasio	Frutas (plátanos, naranjas), vegetales y legumbres.
Cloro	Principalmente como cloruro de sodio (sal de mesa).
Azufre	Proteínas animales, ajo, cebolla, crucíferas (coliflor, brócoli).
Hierro	Carne roja, vísceras, legumbres, vegetales de hojas verdes, cereales fortificados.

Zinc	Mariscos, carnes rojas, aves de corral, lácteos, nueces.
Cobre	Mariscos, hígado, nueces y semillas, cereales integrales.
Manganeso	Frutas, vegetales, nueces, cereales integrales.
Yodo	Productos lácteos, pescados de agua salada, mariscos, sal yodada.
Selenio	Mariscos, carnes, cereales integrales, nueces de Brasil.

Importancia de una dieta equilibrada y variada

Una dieta que incluya una amplia variedad de alimentos naturales y frescos asegura una ingesta adecuada de todos los micronutrientes esenciales.

Suplementos de micronutrientes

En casos específicos, como deficiencias diagnosticadas o situaciones especiales como el embarazo, los suplementos pueden ser necesarios. Sin embargo, es fundamental consultar a un profesional de la salud antes de iniciar cualquier suplementación para asegurar que sea segura y efectiva.

8.6. Cómo incorporar micronutrientes en la dieta diaria

Planificación de comidas

Para asegurar una ingesta adecuada de micronutrientes esenciales, es importante planificar las comidas de manera que incluyan una variedad de alimentos nutritivos.

Estos son algunos consejos prácticos para lograrlo.

1. **Incorpora vegetales y frutas.** Las frutas y verduras son ricas en vitaminas, minerales, fibra y antioxidantes. Intenta incluir al menos cinco porciones al día, variando los tipos y colores para obtener una diversidad de nutrientes.
2. **Incluir una variedad de colores (*eat a rainbow*) en las comidas.** Opta por frutas y verduras de diferentes colores, ya que cada tonalidad indica la presencia de diferentes vitaminas y minerales. Por ejemplo, los vegetales de hojas verdes oscuras como la espinaca son ricos en hierro y vitamina K, y los cítricos como las naranjas son excelentes fuentes de vitamina C.
3. **Añadir proteínas variadas.** Incorpora proteínas magras como pollo, pescado, huevos y legumbres, que no solo son ricas en proteínas sino también en minerales como el hierro y el zinc, esenciales para funciones corporales importantes.
4. **Incluir fuentes de grasas saludables.** Las grasas saludables, como las que se encuentran en el aguacate, los frutos secos y el aceite de oliva, ayudan a la absorción de vitaminas liposolubles como las vitaminas A, D, E y K.
5. **Consumir granos enteros.** Opta por granos enteros como el arroz integral, la quinoa y la avena, que son ricos en vitaminas del complejo B y minerales como el magnesio y el zinc. Sustituye los granos refinados por opciones integrales para maximizar los nutrientes.
6. **Consumo moderado de productos lácteos.** Los productos lácteos como la leche, el yogur y el queso son ricos en calcio y vitamina D. Opta por opciones bajas en grasa y sin azúcares añadidos para obtener beneficios sin excesos.
7. **Utilizar hierbas y especias.** Además de mejorar el sabor de los alimentos, muchas hierbas y especias como el ajo, el jengibre y el cilantro tienen propiedades antioxidantes

y proporcionan pequeñas cantidades de varios micronutrientes.

Hábitos alimentarios saludables

Además de los alimentos específicos, adoptar hábitos alimentarios saludables puede maximizar la absorción y beneficios de los micronutrientes.

1. **Preferir alimentos frescos y naturales.** Los alimentos procesados tienden a tener menos nutrientes que los frescos y naturales. Prioriza opciones como frutas y verduras frescas, carnes magras y granos enteros.
2. **Cocinar de manera que se conserven los nutrientes.** Utiliza métodos de cocción suaves como el vapor, el horneado o la cocción a la plancha para preservar los nutrientes sensibles al calor, como la vitamina C y algunas vitaminas del complejo B.
3. **Leer etiquetas nutricionales.** Al comprar alimentos envasados, verifica las etiquetas para conocer el contenido de vitaminas y minerales. Elige opciones bajas en sodio y azúcares añadidos, y ricas en fibra y otros nutrientes clave.
4. **Beber suficiente agua.** Mantenerse bien hidratado es crucial para el buen funcionamiento del cuerpo y la absorción adecuada de nutrientes.

Ejemplos de menú diario y semanal

Para ayudarte a visualizar cómo implementar estas recomendaciones, estos son unos ejemplos de menú diario y semanal que contienen una buena variedad de micronutrientes.

EJEMPLO DE MENÚ DIARIO

Desayuno: yogur griego con frutas frescas (plátano y fresas) y granola (fuente de calcio, vitamina C, complejo B).
Comida: ensalada de espinacas con pechuga de pollo a la plancha, aguacate, tomate y nueces (fuente de hierro, vitamina E, vitamina K).
Cena: salmón al horno con espárragos y quinoa (fuente de vitamina D, magnesio, vitamina B12).

EJEMPLO DE MENÚ SEMANAL

Lunes: lentejas con arroz integral y ensalada de vegetales variados (fuente de hierro, zinc, vitamina B).
Martes: filete de ternera con patatas asadas y brócoli al vapor (fuente de hierro, zinc, vitamina C).
Miércoles: sopa de verduras con garbanzos y pan integral (fuente de vitaminas del complejo B, magnesio, potasio).
Jueves: tortilla de espinacas con queso feta y una ensalada de tomate y pepino (fuente de vitamina A, calcio, vitamina K).
Viernes: pescado al horno con puré de boniato y espárragos (fuente de vitamina D, potasio, vitamina E).
Sábado: ensalada de quinoa con aguacate, maíz y pimientos (fuente de vitamina E, magnesio, vitamina C).
Domingo: pollo al curry con arroz basmati y espinacas salteadas (fuente de vitamina B, zinc, hierro).

Estos ejemplos ilustran cómo es posible diseñar comidas equilibradas que proporcionen una amplia gama de micronutrientes esenciales a lo largo del día o la semana. Al seguir estas pautas y ejemplos, estás incorporando micronutrientes de manera efectiva en tu dieta diaria, logrando así una salud óptima y bienestar general.

8.7. Mitos comunes

Es importante ser consciente de los mitos comunes que pueden confundir sobre los micronutrientes.

1. **«Tomar suplementos es mejor que obtener nutrientes de los alimentos»**. Los suplementos pueden ser útiles en ciertos casos, pero obtener nutrientes de alimentos naturales es preferible porque contienen otros compuestos beneficiosos y son más fácilmente absorbidos por el cuerpo.
2. **«Todos los suplementos son seguros»**. Los suplementos pueden causar efectos secundarios y pueden interactuar con medicamentos. Es crucial consultar a un profesional de la salud antes de comenzar cualquier suplementación.
3. **«Más es mejor»**. Consumir en exceso ciertos nutrientes, como las vitaminas liposolubles (A, D, E, K) y minerales como el hierro, puede ser perjudicial. Es importante seguir las recomendaciones de ingesta diaria y no excederlas sin supervisión médica.
4. **«Las dietas de moda son suficientes»**. Las dietas de moda pueden limitar la variedad de alimentos y nutrientes que consumes, lo que puede llevar a deficiencias de micronutrientes. Es esencial seguir una dieta equilibrada y variada para obtener todos los nutrientes necesarios.
5. **«Los alimentos fortificados no son naturales»**. Los alimen-

tos fortificados pueden ser una buena fuente de nutrientes, especialmente cuando no se pueden obtener suficientes de otras fuentes. No hay nada de malo en consumir alimentos fortificados en el contexto de una dieta equilibrada.

8.8. Conclusión

En este capítulo hemos visto la importancia vital de los micronutrientes para la salud y el bienestar general. Los micronutrientes, que son vitaminas y minerales, desempeñan un papel fundamental en numerosas funciones corporales, desde el soporte estructural de los huesos y tejidos hasta la regulación de procesos metabólicos y la protección contra el daño oxidativo.

Optimizar tu ingesta de vitaminas y minerales no solo te ayudará a sentirte mejor físicamente, sino que también fortalecerá tu capacidad para mantener hábitos de vida saludables a largo plazo. Aprovecha el poder de los micronutrientes para mejorar tu salud y alcanzar tu máximo potencial en todas las áreas de tu vida.

9
Lectura de etiquetas y planificación de comidas

En nuestro día a día, saber lo que comemos no es solo una moda, ¡es vital para nuestra salud! En la actualidad, la escasa y ambigua legislación y los intereses de la industria alimentaria hacen al consumidor más vulnerable, ya que es fácil engañarlo con reclamos falsos o tergiversados. Las etiquetas de los productos, que deberían ser una fuente clara de información, a menudo contienen datos confusos o incompletos que dificultan la toma de decisiones informadas.

En esta sociedad, la industria se esmera por lanzar productos que puedan ser consumidos de manera rápida, sustituyendo materias primas de más compleja elaboración. Como vamos con prisa siempre, optamos por esos recursos y no planificamos nuestra alimentación. Comemos lo que la industria crea para solventar ese problema de falta de tiempo, ganando ellos dinero y perdiendo nosotros la salud. Por ello, aprender a leer y entender las etiquetas nutricionales se convierte en una habilidad esencial para protegernos y tomar el control de nuestra alimentación.

En este capítulo, vamos a sumergirnos en dos habilidades clave: cómo interpretar las etiquetas de los alimentos y cómo planificar comidas de forma inteligente.

¿Por qué es importante?

¿Alguna vez te has preguntado qué significan todas esas cifras y listas de ingredientes en las etiquetas? No se trata solo de cumplir con normativas, sino de saber qué estamos poniendo dentro de nuestro cuerpo. Desde saber cuánta azúcar hay realmente en ese *snack* hasta detectar ingredientes que podrían no ser tan buenos para nosotros, aprender a leer las etiquetas nos da el poder de tomar decisiones informadas.

Planificación: más que una lista de compras

Planificar lo que comes no solo es para chefs profesionales o personas con mucho tiempo libre. Es una herramienta para todos nosotros. Te ayuda a comer más sano, a gastar menos y a evitar esos momentos de «¿Qué cenamos hoy?». Además, te permite adaptar tus comidas a tus necesidades específicas, ya sea porque sigues alguna dieta especial o simplemente quieres asegurarte de que tu familia está comiendo bien.

En las siguientes páginas veremos paso a paso cómo leer etiquetas y planificar comidas. No se trata solo de teoría, sino de consejos prácticos que puedas aplicar desde el primer día. Dentro del caos del supermercado y de la información contradictoria que encontramos en las redes sociales, haremos de las etiquetas de alimentos nuestras aliadas y convertiremos la planificación de comidas en algo que te ahorre tiempo y te haga sentir genial.

9.1. La importancia de la lectura de etiquetas

Cada etiqueta contiene una riqueza de información que puede impactar directamente en nuestra salud y bienestar. Pero ¿por qué es tan importante? Estos son algunos aspectos clave.

Entender lo que realmente estás consumiendo. Las etiquetas de los alimentos no solo muestran las calorías y el tamaño de las porciones, sino que también desglosan la cantidad de grasas, carbohidratos, proteínas y otros nutrientes clave. Esto te permite evaluar si un producto encaja en tu dieta y si realmente te proporciona los nutrientes que necesitas.

Identificar ingredientes problemáticos. Muchos alimentos contienen aditivos, colorantes y conservantes que pueden tener efectos negativos en la salud a largo plazo. Al leer las etiquetas, puedes identificar estos ingredientes y tomar decisiones más conscientes sobre lo que deseas evitar o limitar en tu dieta.

Comparar opciones y hacer elecciones saludables. Las etiquetas de alimentos te permiten comparar productos similares y elegir aquellos que sean más nutritivos y adecuados para tus necesidades. Por ejemplo, al comparar dos cereales, puedes ver cuál tiene menos azúcar añadida o más fibra, haciendo que tu elección sea más beneficiosa para tu salud.

Conocer alérgenos y restricciones dietéticas. Para quienes tienen alergias alimentarias o siguen una dieta específica (como sin gluten o vegetariana), las etiquetas son esenciales para identificar ingredientes que podrían desencadenar reacciones adversas. Saber leer las etiquetas correctamente puede evitar problemas de salud y asegurar una alimentación segura y adecuada.

Evitar marketing engañoso. Algunos productos pueden etiquetarse con términos como «natural» o «sin grasas trans» de manera engañosa. La lectura de etiquetas te ayuda a ser consciente de estos trucos de marketing y a tomar decisiones basadas en la información real sobre el contenido del producto.

En resumen, dominar la habilidad de leer etiquetas de alimentos te empodera para tomar decisiones alimentarias más saludables y conscientes. Además es una herramienta poderosa que te permite controlar lo que comes y cuidar mejor tu bienestar a largo plazo.

Tampoco debe convertirse en una obsesión. No se trata de pasar el resto de tu vida leyendo cada etiqueta que caiga en tus manos y hacer que tus visitas al supermercado sean peregrinaciones de horas. Lo cierto es que, al principio, es posible que tardes más en hacer una compra, pues necesitarás leer la etiqueta y familiarizarte con los datos que te ofrece.

Con el tiempo, ya tendrás localizados tus productos más habituales, quizá leas la etiqueta de productos nuevos que quieras incorporar a tu alimentación.

Además, si sigues las recomendaciones que estás leyendo a través de los diferentes capítulos, verás que el mejor producto es aquel que no tiene etiqueta: la fruta, la verdura, la carne y pescado frescos, los frutos secos naturales, las legumbres...

9.2. Componentes clave de las etiquetas de alimentos

Las etiquetas de alimentos actúan como ventanas hacia el contenido nutricional y los ingredientes de los productos que consumimos. Cada sección de una etiqueta está diseñada para proporcionar información específica que ayuda a los consumidores a tomar decisiones informadas sobre su dieta. Los componentes más importantes que puedes encontrar en una etiqueta de alimentos son:

a) **Información nutricional.** Esta sección es quizá la parte crucial de cualquier etiqueta de alimentos. Aquí es donde se detallan las cantidades de calorías y nutrientes por porción del producto. Los nutrientes comúnmente listados son grasas totales, grasas saturadas, grasas trans, colesterol, sodio, carbohidratos totales, fibra dietética, azúcares y proteínas. Estos valores se presentan tanto en términos absolutos como en porcentaje del valor diario recomendado (VD) basado en una dieta de 2.000 calorías, lo cual facilita la comparación entre diferentes productos.

b) **Tamaño de la porción.** Junto con la información nutricional, cada etiqueta de alimentos especifica el tamaño de la porción en la cual se basan los valores nutricionales presentados. Es crucial tener en cuenta que el tamaño de la porción puede diferir de lo que uno realmente consume; por lo tanto, es fundamental prestar atención a esta sección para calcular el consumo real de nutrientes.

c) **Lista de ingredientes.** Enumera todos los componentes que forman el producto, en orden de predominancia por peso. Esto significa que el primer ingrediente listado es el más abundante en el producto, seguido por los ingredientes en orden descendente de cantidad. Esta sección es crucial

para aquellos con alergias alimentarias o restricciones dietéticas, ya que ayuda a identificar ingredientes específicos que puedan querer evitar o limitar.
d) **Información adicional.** Algunas etiquetas de alimentos también pueden incluir información adicional, como declaraciones de salud (por ejemplo, «bajo en grasas»), alérgenos específicos (por ejemplo, «contiene nueces») o instrucciones de almacenamiento y preparación. Estas declaraciones complementarias proporcionan información útil para los consumidores, permitiéndoles tomar decisiones informadas sobre la compra y el consumo del producto.
e) **Etiquetas de certificación y sellos especiales.** Además de la información obligatoria, algunos productos pueden llevar etiquetas de certificación o sellos especiales que indican que el producto cumple con ciertos estándares o criterios, como ser orgánico, libre de organismos genéticamente modificados (GMO, por su sigla en inglés) o apto para dietas específicas como vegana o kosher. Estos sellos pueden proporcionar una guía adicional sobre las características del producto que pueden ser importantes para los consumidores conscientes de la salud y del medio ambiente.

Al interpretar adecuadamente la información nutricional, tamaño de la porción, lista de ingredientes y otra información relevante, los consumidores pueden seleccionar productos que se alineen mejor con sus necesidades dietéticas y preferencias personales. Esto no solo promueve una alimentación más saludable y consciente, sino que también ayuda a evitar sorpresas desagradables relacionadas con alergias o ingredientes no deseados. Dominar la lectura de etiquetas de alimentos te empodera para tomar decisiones informadas y mejorar tu bienestar a través de tus elecciones diarias de alimentación.

9.3. Estrategias para una lectura efectiva de etiquetas de alimentos

Cuando se trata de leer etiquetas de alimentos, la clave está en entender más allá de lo que está escrito y aplicar ese conocimiento para tomar decisiones. Aquí te cuento cómo enfrentarte a una etiqueta para ayudarte a interpretarla de manera efectiva.

a) **Empieza con la lista de ingredientes**
— La lista de ingredientes es tu primera fuente de información. Presta atención a los primeros ingredientes, ya que estos son los más abundantes en el producto. Si ves ingredientes poco saludables, como azúcares añadidos, grasas saturadas o aditivos artificiales en los primeros lugares, considera buscar alternativas más saludables. Además, es recomendable elegir productos con listas de ingredientes cortas, que no pasen de 5-6 componentes, ya que esto suele indicar menos procesamiento y la presencia de ingredientes más naturales y saludables.

b) **Conoce tus números**
— Familiarízate con la información nutricional. Observa las calorías por porción y la cantidad de nutrientes como grasas, carbohidratos, proteínas, fibra y sodio. Utiliza el porcentaje del valor diario (% VD) para entender cuánto de tu ingesta diaria recomendada está cubriendo una porción del producto. Recuerda que estos valores pueden variar según tus necesidades calóricas y nutricionales individuales.

c) **Cuidado con las porciones engañosas**
— Asegúrate de comparar el tamaño de la porción listado en la etiqueta con lo que realmente consumes. A veces los fabricantes pueden especificar porciones

más pequeñas para hacer que los valores nutricionales parezcan más favorables. Calcula cuánto realmente comerás y ajusta los números en consecuencia. Por ejemplo, imagina que estás comprando un paquete de galletas. En la etiqueta, la porción sugerida puede ser de dos galletas, con 100 calorías y 5 gramos de grasa. Sin embargo, si en realidad consumes cuatro galletas por sesión, tendrás que ajustar los números en consecuencia. En este caso, estarías consumiendo el doble de calorías y grasas de lo que la porción estándar indica. También es una práctica muy útil calcular la información nutricional basada en 100 gramos de producto, especialmente cuando las porciones sugeridas en la etiqueta no coinciden con lo que normalmente consumes. Esto te permite comparar de manera más precisa diferentes productos y tomar decisiones informadas sobre tu dieta. Por ejemplo, si estás evaluando dos tipos de patatas fritas y una etiqueta indica 30 gramos por porción con ciertos valores nutricionales, mientras que la otra especifica 100 gramos, calcular los valores por 100 gramos te ayudará a compararlas directamente sin importar la porción sugerida en la etiqueta.

d) **No te dejes engañar por los reclamos de marketing**
 — Ten cuidado con los términos como «bajo en grasa», «sin azúcar añadido» o «natural». Estos términos pueden ser engañosos si no lees la lista de ingredientes. Un producto etiquetado como «bajo en grasa» podría estar cargado de azúcar, y algo «natural» podría contener aditivos. La clave es mirar más allá de los reclamos de marketing y evaluar los ingredientes reales.

e) **Utiliza aplicaciones y recursos online**
 — Existen aplicaciones móviles y sitios web que pueden ayudarte a escanear códigos de barras y obtener infor-

mación detallada sobre los productos mientras estás en la tienda. Estas herramientas pueden proporcionar análisis rápidos de nutrientes, advertencias sobre alérgenos y opciones más saludables alternativas. Sin embargo, es importante tener en cuenta que muchas de estas herramientas están elaboradas con bases de datos creadas por el propio usuario, lo que puede afectar a su fiabilidad. Además, el uso constante de estas aplicaciones puede limitar nuestra capacidad para adquirir conocimientos sobre nutrición y habilidades para tomar decisiones informadas por nosotros mismos. Es importante equilibrar el uso de tecnología con el desarrollo de nuestro propio entendimiento y juicio en materia de alimentación y nutrición.

f) **Considera tus necesidades dietéticas y preferencias personales**

— Si tienes restricciones dietéticas (como alergias, intolerancias o preferencias alimentarias específicas), asegúrate de revisar las etiquetas para detectar ingredientes problemáticos. Al conocer tus necesidades específicas, puedes tomar decisiones más informadas y encontrar productos que se ajusten mejor a tu dieta.

g) **Práctica y paciencia**

— Al principio puede parecer abrumador leer etiquetas de alimentos. Sin embargo, con práctica y paciencia, mejorarás en tu habilidad para interpretar rápidamente la información más relevante. Con el tiempo se convertirá en un hábito que te ayudará a hacer elecciones más saludables y conscientes.

Dominar estas estrategias te permitirá no solo elegir alimentos más saludables, sino también entender mejor cómo los alimentos que consumes pueden afectar tu salud a largo plazo.

La lectura efectiva de etiquetas de alimentos es una habilidad poderosa que te empodera para cuidar de ti mismo y de tus seres queridos a través de mejores decisiones alimentarias, sin dejarte engañar por los envases más atractivos y las declaraciones de salud que buscan llamar tu atención sin una base de argumentación que se sostenga en evidencia.

9.4. Planificación de comidas

Si ya te he insisto más de una y de dos veces en este libro sobre la importancia de tener información para emprender un cambio de hábitos, te diré que ahora llegamos a una de mis recomendaciones favoritas: la planificación. Planificar y organizar es algo que llevo tatuado a fuego en mí, pues creo fervientemente en el poder que tiene en cualquier ámbito de nuestra vida cuando lo que queremos es lograr un objetivo o mantener unos hábitos a largo plazo.

La planificación de comidas no solo es una estrategia para organizar lo que comeremos durante la semana, sino que también es una herramienta poderosa para mejorar nuestra alimentación y nuestro bienestar.

a) Beneficios de la planificación de comidas

La planificación de comidas ofrece una serie de beneficios que impactan directamente en nuestra salud y calidad de vida.
— Control de porciones y calorías. Al planificar las comidas, tienes la oportunidad de controlar las porciones y las calorías que consumes, lo que puede ser determinante a la hora de mantener un peso saludable o alcanzar objetivos específicos de salud.
— Elección de alimentos nutritivos. Al pensar con anti-

cipación, puedes seleccionar alimentos que sean ricos en nutrientes esenciales como vitaminas, minerales, fibra y proteínas, en lugar de recurrir a opciones menos saludables de última hora fruto de la improvisación.
— Ahorro de tiempo y dinero. La planificación de comidas puede ayudarte a reducir el estrés diario al eliminar la pregunta de «¿Qué vamos a comer hoy?» que tanto odiamos. Además, comprar ingredientes en función de un plan preestablecido puede ayudarte a ahorrar dinero al evitar compras impulsivas y desperdicios de alimentos.
— Variedad y balance. Planificar con anticipación te permite incluir una variedad de alimentos en tu dieta, asegurando un equilibrio adecuado de proteínas, carbohidratos, grasas saludables, frutas y verduras. Esto no solo mejora la calidad de tu dieta, sino que también puede hacer que las comidas sean más interesantes y divertidas, menos monótonas.

b) Métodos y herramientas para la planificación semanal

Existen varias estrategias que puedes emplear para planificar tus comidas de manera efectiva.

— Crea un menú semanal. Dedica un tiempo cada semana para planificar tus comidas y meriendas. Puedes hacerlo eligiendo recetas saludables que te gusten y que sean fáciles de preparar. Intenta que sea siempre el mismo día de la semana, a la misma hora, eligiendo un momento en el que estés tranquilo. Hazlo agradable, ponte una bebida que te apetezca, una vela que te guste, música de fondo. No lo hagas estresado o cansado. Un buen momento podría ser el desayuno del domingo, antes de empezar la semana.

— Haz la lista de la compra. Una vez que tengas tu menú planificado, elabora una lista de compras detallada con todos los ingredientes que necesitas. Esto te ayuda a comprar solo lo necesario y a mantener tu despensa bien abastecida. Aprovecha para hacer un inventario de la despensa y el congelador antes de hacer la lista, para que no olvides los alimentos que ya tienes, desechar los que ya no sean aptos para su consumo y limpiar bien los estantes y cajones. Ver la despensa despejada y limpia ayuda a entrar en la cocina sin agobios, consumir los alimentos que tenemos a la vista, combinarlos y que no se queden olvidados en un rincón.

— Prepara con anticipación. Puedes cocinar por adelantado algunos alimentos básicos, como guisos de carne o legumbres, granos integrales cocidos, cremas de verduras, caldos o verduras asadas o al vapor, para facilitar la preparación de comidas durante la semana. Esto te ayudará si pasas tiempo fuera de casa durante el día y el momento para cocinar es reducido.

— Flexibilidad y ajustes. Aunque es importante tener un plan, también es importante ser flexible. Si surge un imprevisto o cambian tus preferencias, ajusta tu planificación de comidas según sea necesario. Mi consejo es que no planifiques la semana entera, sino cinco de los siete días. Seguramente salgas fuera algún día y también es bastante probable que acumules sobras de otros días. Tener una organización nos libera de estrés, pero tener una planificación demasiado rígida puede producir el efecto contrario por la falta de sostenibilidad.

c) **Ejemplo de menú semanal**

A continuación te dejo un ejemplo básico de un plan de comidas saludables para una semana.

LUNES
Desayuno: avena con frutas frescas y nueces.
Comida: ensalada de pollo con verduras mixtas y vinagreta balsámica.
Cena: salmón a la parrilla con quinoa y espárragos.

MARTES
Desayuno: yogur griego con bayas y semillas de chía.
Comida: sándwich integral de pavo con aguacate y ensalada verde.
Cena: pasta integral con albóndigas de pavo y salsa de tomate casera.

MIÉRCOLES
Desayuno: batido de proteínas con espinacas, plátano y leche de almendras.
Comida: wrap integral con hummus, pollo a la parrilla y vegetales frescos.
Cena: tacos de pescado con coleslaw de repollo morado y cilantro.

JUEVES
Desayuno: tortilla de claras de huevo con espinacas y tomates.
Comida: ensalada de garbanzos con pepino, tomate, y aderezo de limón y hierbas.
Cena: pollo al horno con batatas asadas y brócoli al vapor.

VIERNES
Desayuno: pan integral tostado con aguacate y huevo pochado.
Comida: quinoa con salteado de verduras y tofu.
Cena: pizza casera de masa integral con vegetales y queso mozzarella bajo en grasa.

d) **Adaptación a diferentes necesidades dietéticas**
Es importante adaptar tus planes de comidas según tus necesidades dietéticas específicas. Esto podría incluir dietas vegetarianas, veganas, sin gluten, bajas en carbohidratos o cualquier otra preferencia alimentaria. Asegúrate de incluir alimentos que te proporcionen todos los nutrientes necesarios para mantener una dieta equilibrada y saludable.

Conclusión

La planificación de comidas no solo es una herramienta útil para organizar tu alimentación diaria, sino que también promueve hábitos alimentarios más saludables y sostenibles a largo plazo. Al dedicar tiempo a planificar tus comidas y preparar alimentos nutritivos, estás invirtiendo en tu salud y bienestar general. Experimenta con diferentes recetas y métodos de planificación para encontrar lo que funcione mejor para ti y disfruta de los beneficios de una alimentación consciente y equilibrada.

9.5. Adaptación a diferentes necesidades dietéticas

Una parte importante de la planificación de comidas saludables es poder adaptar tus elecciones alimentarias a diferentes necesidades dietéticas y preferencias personales. Vamos a ver cómo puedes ajustar tus planes de comidas para satisfacer diversos requisitos dietéticos específicos.

a) **Dietas vegetarianas y veganas**
— **Opciones proteicas.** Para dietas vegetarianas, consume fuentes de proteínas como legumbres (lentejas, garbanzos, alubias), tofu, *tempeh*, productos lácteos y huevos

si los consumes. Para dietas veganas, enfócate en fuentes de proteína vegetal como legumbres, tofu, *tempeh*, quinoa, chía y semillas de cáñamo.
— **Sustitutos de carne.** Utiliza alternativas a la carne como hamburguesas vegetarianas, salchichas de tofu, albóndigas de lentejas o champiñones portobello asados.
— **Enriquece con hierro y vitamina B12.** Asegúrate de incluir alimentos ricos en hierro (espinacas, legumbres, cereales fortificados) y suplementos de vitamina B12 si sigues una dieta vegana.

b) **Dietas sin gluten**
— **Elige granos sin gluten.** Opta por granos como arroz integral, quinoa, mijo, maíz y trigo sarraceno en lugar de trigo, cebada, centeno y productos que contengan gluten.
— **Verifica etiquetas.** Revisa cuidadosamente las etiquetas de los alimentos para evitar ingredientes como trigo, cebada y centeno, así como la contaminación cruzada durante la producción.
— **Cocina con ingredientes naturales.** Prepara comidas que se centren en alimentos naturales y frescos en lugar de productos procesados que puedan contener gluten oculto.

c) **Dietas bajas en carbohidratos**
— **Enfoque en proteínas y grasas saludables.** Consume fuentes de proteínas magras como pollo, pavo, pescado, huevos y tofu, junto con grasas saludables como aguacate, frutos secos y aceite de oliva.
— **Reducción de carbohidratos refinados.** Limita el consumo de azúcares añadidos y carbohidratos refinados como pan blanco, pastas y dulces. Opta por opciones de carbohidratos complejos como vegetales de hoja verde, quinoa y legumbres.
— **Planifica *snacks* bajos en carbohidratos.** Ten a mano

opciones de *snacks* como frutos secos, semillas, yogur griego natural con frutos rojos y vegetales crudos con hummus.
d) **Necesidades específicas de salud**
— **Enfoque en alimentos frescos y naturales.** Para condiciones específicas como diabetes, enfermedades cardiacas o presión arterial alta, enfócate en alimentos integrales y frescos. Limita el consumo de sodio, azúcares añadidos y grasas saturadas.
— **Consulta con un profesional de la salud.** Si tienes necesidades dietéticas especiales debido a condiciones médicas, consulta con un dietista o médico para desarrollar un plan de comidas personalizado que cubra tus necesidades nutricionales y de salud.
e) **Flexibilidad y variedad**
— **Experimenta con nuevas recetas.** No tengas miedo a probar nuevas recetas y alimentos. Esto le dará más diversidad a tu nutrición e impedirá que te invada la sensación de monotonía y aburrimiento.
— **Ajusta según las preferencias personales.** Adaptar tus comidas no solo se trata de cumplir con restricciones dietéticas, sino también de disfrutar de alimentos que te gusten y que te hagan sentir bien. Inclúyelos, en las cantidades y proporciones adecuadas, siempre que tengas ocasión.

9.6. Ejemplos prácticos

Para comprender mejor cómo aplicar la planificación de comidas saludables y la lectura efectiva de etiquetas de alimentos en la vida real, estos son algunos ejemplos prácticos y casos de estudio que ilustran su importancia y beneficios.

a) **Familia ocupada con niños**

Desafío. Una familia ocupada con niños pequeños necesita alimentarse de manera saludable mientras trata de organizarse y sobrevivir a los diferentes horarios de trabajos y otras responsabilidades, así como a preferencias alimentarias variadas.

Solución:
- Planificación semanal. La familia ha decidido dedicar el tiempo necesario los domingos por la tarde para planificar el menú de la semana. Entre todos eligen recetas rápidas y saludables que puedan preparar en poco tiempo.
- Lista de la compra. Preparan una lista de la compra detallada basada en el menú planificado para evitar compras impulsivas y garantizar que tengan todos los ingredientes necesarios.
- Preparación anticipada. Cocinan por adelantado algunos alimentos básicos como pollo asado, arroz integral y vegetales cortados para facilitar la preparación de comidas durante la semana.
- Participación de los niños. Los niños ayudan a elegir recetas y preparar comidas simples; así se fomentan hábitos alimentarios saludables desde una edad temprana y se genera por su parte cierta predisposición a probar alimentos nuevos.

b) **Persona con restricciones dietéticas**

Desafío. Una persona con intolerancia al gluten y sensibilidad a los lácteos necesita planificar comidas que sean seguras y nutritivas.

Solución:
- Selección de ingredientes sin gluten y sin lácteos. Se enfoca en granos sin gluten como quinoa y arroz in-

tegral, y elige alternativas de lácteos como bebida de almendras o yogur sin lácteos.
— Revisión de etiquetas. Lee cuidadosamente las etiquetas de los alimentos para evitar ingredientes como trigo, cebada y lácteos, y cerciorarse de que los productos sean seguros para su consumo.
— Recetas personalizadas. Experimenta con recetas sin gluten y sin lácteos que sean sabrosas y le satisfagan, como ensaladas con quinoa, verduras asadas y proteínas magras.
— Consulta profesional. Trabaja con un dietista para desarrollar un plan de comidas personalizado que satisfaga sus necesidades dietéticas y asegure una ingesta adecuada de nutrientes.

c) **Persona que busca perder peso**
Desafío. Una persona que quiere perder peso necesita un plan de comidas que controle las porciones y promueva la pérdida de peso de manera saludable.
Solución:
— Control de porciones. Utiliza la planificación de comidas para controlar las porciones y las calorías consumidas diariamente, asegurándose de cumplir con sus objetivos de pérdida de peso. Cocina las cantidades precisas de aquello que va a comer y evita que haya desperdicio.
— Alimentos equilibrados. Consume una combinación equilibrada de proteínas magras, vegetales, granos enteros y grasas saludables en cada comida para mantenerse saciado y nutrido.
— *Snacks* saludables. Planifica *snacks* saludables como frutas frescas, yogur proteico o palitos de verduras con hummus para evitar los antojos y mantener niveles de energía estables.

— Seguimiento y ajustes. Monitorea el progreso y ajusta el plan de comidas según sea necesario, consultando con un nutricionista para obtener orientación adicional.

Conclusiones

Estos casos de estudio ilustran cómo la planificación de comidas y la lectura efectiva de etiquetas de alimentos pueden ser herramientas poderosas para mejorar la salud y el bienestar. Adaptar los planes de comidas a necesidades específicas y preferencias individuales no solo facilita el cumplimiento de metas dietéticas, sino que también promueve hábitos alimentarios más conscientes y sostenibles a largo plazo. Al invertir tiempo en la planificación y preparación de comidas saludables, puedes disfrutar de una dieta nutritiva y equilibrada que apoye tu estilo de vida y objetivos personales de salud, sin renunciar a tu paz mental y bienestar psicológico.

Recuerda siempre que cada elección alimentaria cuenta y puede impactar en nuestra salud a largo plazo. Con conocimiento y compromiso, podemos hacer cambios positivos en nuestra dieta y disfrutar de una vida más saludable y equilibrada.

10
Mitos y verdades sobre nutrición

En el amplio mundo de la nutrición, las creencias populares y las percepciones erróneas a menudo eclipsan la verdad respaldada por la ciencia. En este capítulo me quiero adentrar, consciente del peligro al que me enfrento, en el fascinante terreno de los mitos y verdades sobre la alimentación, con el objetivo de arrojar luz sobre lo que realmente importa cuando se trata de nutrir nuestro cuerpo de manera adecuada.

La confusión en torno a lo que constituye una alimentación saludable puede llevar a decisiones erróneas que afectan nuestra salud a largo plazo. Desde la demonización de ciertos grupos de alimentos hasta la promoción de dietas milagrosas, es crucial discernir entre la información basada en evidencia y las afirmaciones infundadas.

Vamos a conocer qué significa exactamente un mito nutricional y cómo se perpetúa, así como las verdades fundamentales que sustentan una dieta equilibrada y nutritiva. Al desafiar estos mitos y revelar las verdades detrás de ellos, espero equiparte con el conocimiento necesario para tomar decisiones informadas y saludables en tu vida diaria.

A lo largo de este capítulo quiero desafiar creencias arraigadas, desmitificar afirmaciones comunes y ofrecer perspectivas claras respaldadas por la investigación científica más reciente. Al hacerlo, aspiro a empoderarte para que puedas navegar por tu propio cambio con confianza y claridad.

Porque al final del día una nutrición adecuada no consiste solo en seguir modas pasajeras o creencias populares, sino en adoptar hábitos alimentarios sostenibles que promuevan nuestra salud y bienestar a largo plazo. Y de verdad que todo es mucho más sencillo de lo que nos quieren hacer creer.

10.1. Definición de mitos y verdades en nutrición

Para comprender plenamente cómo los mitos y las verdades afectan nuestra percepción y práctica de la nutrición, es crucial establecer definiciones claras de ambos conceptos dentro de este contexto específico.

Mitos en nutrición

Los mitos nutricionales son afirmaciones o creencias populares sobre la alimentación que carecen de fundamentos científicos sólidos. Estos mitos pueden surgir de malentendidos, tradiciones culturales, modas de dieta o información incorrecta que se ha difundido ampliamente sin una validación científica adecuada. Los mitos nutricionales suelen simplificar en exceso conceptos complejos de la alimentación y pueden llevar a decisiones alimentarias erróneas que no contribuyen a una salud óptima.

Un ejemplo común de mito nutricional es la creencia de que consumir alimentos bajos en grasa automáticamente conduce a la pérdida de peso. Esta idea ignora el hecho de que algunos alimentos bajos en grasa pueden estar llenos de azúcares añadidos u otros ingredientes poco saludables, lo que puede ser contraproducente para los objetivos de salud.

Los mitos en nutrición a menudo se perpetúan debido a la falta de educación nutricional adecuada, la influencia de la industria alimentaria y las tendencias populares que se propagan a través de los medios de comunicación y las redes sociales.

Verdades en nutrición

Las verdades en nutrición se basan en evidencia científica sólida y están respaldadas por estudios y datos confiables. Estas verdades son principios fundamentales que guían las recomendaciones dietéticas y alimentarias para promover la salud y prevenir enfermedades. Las verdades en nutrición a menudo son descubrimientos respaldados por investigaciones rigurosas y se ajustan a las pautas establecidas por organizaciones de salud y nutrición reconocidas internacionalmente.

Por ejemplo, una verdad en nutrición bien establecida es la importancia de consumir una variedad de frutas y verduras todos los días para obtener una amplia gama de nutrientes esenciales, vitaminas y antioxidantes que mejoran la salud general del cuerpo.

Las verdades en nutrición proporcionan una base sólida para tomar decisiones informadas sobre la alimentación y pueden ayudar a desafiar y desmitificar ideas erróneas que persisten en la sociedad.

El problema de las verdades en nutrición es que no suelen ser categóricas y llamativas. No buscan crear polémica ni posiciones extremistas o reduccionistas. En nutrición, cuando un paciente nos pregunta, es bastante común responderle con un «depende»; y no porque no tengamos nociones claras sobre el tema, sino precisamente porque las tenemos y sabemos que hay una amplitud de variables que se deben tener en cuenta, no podemos responder a todos por igual, como pretenden hacer los gurús de redes sociales o las dietas de moda del momento.

En resumen, mientras que los mitos nutricionales pueden confundir y desviar a las personas de prácticas alimentarias saludables, las verdades en nutrición sirven como pilares científicos fundamentados que orientan hacia elecciones dietéticas beneficiosas y basadas en la evidencia. Reconocer la diferencia entre mitos y verdades en nutrición es esencial para fomentar una comprensión precisa y una aplicación efectiva de los principios nutricionales en la vida diaria.

10.2. Análisis de mitos populares en nutrición

En el ámbito de la nutrición, muchos mitos populares han surgido a lo largo del tiempo, influenciados por diversas fuentes como tradiciones culturales, modas dietéticas y malentendidos de la ciencia. A continuación vamos a poner sobre la mesa algunos de los mitos más populares y a analizar su validez desde una perspectiva científica.

1. **«Saltarse el desayuno es malo para la salud».** Este mito sugiere que omitir el desayuno puede ralentizar el metabolismo y llevar a un aumento de peso. Sin embargo, la evidencia científica no respalda esta afirmación de manera concluyente.[40] La importancia del desayuno

---

40. L. E. Cahill *et al.*, «Breakfast and health outcomes», *Circulation*, 128(4), 23 de julio de 2013, pp. 337-343.

puede variar según cada individuo y sus hábitos alimentarios. Lo crucial no es tanto el momento específico de la primera comida del día, sino más bien la calidad y la composición de la dieta en general. Es posible mantener una alimentación saludable y equilibrada sin necesidad de desayunar tradicionalmente por la mañana, siempre y cuando se satisfagan las necesidades nutricionales durante el resto del día.

2. **«Los carbohidratos son malos para perder grasa»**. Este mito ha llevado a muchas personas a desarrollar una auténtica fobia a todos los carbohidratos, creyendo que son responsables del aumento de peso y otros problemas de salud. Sin embargo, no todos los carbohidratos son iguales. Los carbohidratos complejos, como los que se encuentran en cereales integrales, legumbres y vegetales, son una fuente importante de energía y proporcionan fibra dietética, vitaminas y minerales esenciales. Evitarlos por completo puede resultar en una dieta desequilibrada.[41] Por otro lado, los carbohidratos simples, como los azúcares añadidos y los refinados, deben ser consumidos con moderación debido a su impacto negativo en los niveles de azúcar en la sangre y la salud metabólica.

3. **«Las grasas son siempre malas»**. Este mito ha existido durante décadas, promoviendo la idea de que todas las grasas son perjudiciales para la salud y deben ser evitadas, surgiendo infinidad de versiones *light* de productos que no necesitan serlo, a la par que los empeoran al compensar la falta de grasa con otros ingredientes potencialmente dañinos como el azúcar añadido. Un ejemplo de ello es el yogur, que, desprovisto de su grasa, se convierte en un

---

41. J. I. Mann *et al.*, «Carbohydrates and diet in diabetes», *Diabetes/Metabolism Research and Reviews*, 20(2), noviembre-diciembre de 2004.

alimento sin ningún interés nutricional. Las principales vitaminas que nos aporta son liposolubles, es decir, se almacenan en la grasa. Así pues, cuando consumes un yogur desnatado, ni te sacias ni te nutres. En realidad, las grasas son nutrientes esenciales que desempeñan funciones fundamentales en el cuerpo humano,[42] como la absorción de vitaminas liposolubles, la regulación hormonal y la salud cerebral. La clave está en elegir grasas saludables, como las monoinsaturadas y las poliinsaturadas que se encuentran en alimentos como el aguacate, los frutos secos y el pescado graso. Evitar las grasas trans y las grasas saturadas en exceso es importante para mantener una salud cardiovascular óptima.

4. «**Comer después de las 19 h provoca aumento de peso**». Este mito sugiere que las calorías consumidas después de cierta hora del día se almacenan como grasa corporal de manera más efectiva. Sin embargo, lo que realmente importa es el total de las calorías consumidas a lo largo del día y cómo se ajusta a las necesidades energéticas individuales. No hay evidencia científica sólida que respalde que el tiempo específico de las comidas influya significativamente en el peso corporal. Lo que sí puede ser relevante es la calidad de los alimentos consumidos en la noche y cómo estos afectan al sueño y la digestión, pero no por una cuestión de almacenamiento de grasa.[43]

---

42. M. Nestle y D. S. Ludwig, «Dietary fat and health. The evidence and the politics of prevention», *The Lancet*, 366(9497), 2005, pp. 1699-1707.
43. M. Garaulet *et al.*, «Timing of food intake predicts weight loss effectiveness», *International Journal of Obesity (2005)*, 37(4), abril de 2013, pp. 604-611.

10.3. Verdades fundamentales sobre nutrición

Las verdades fundamentales en nutrición son principios respaldados por evidencia científica sólida que guían las recomendaciones dietéticas y promueven la salud y el bienestar a largo plazo. Estas verdades están fundamentadas en estudios epidemiológicos, ensayos clínicos y revisiones sistemáticas que han demostrado su importancia para la salud humana. Aquí no se trata de si le funciona a tu compañero de trabajo o a tu hermana. El «amimefuncionismo» no es ciencia, no es algo que deba guiar tus decisiones y tus comportamientos, mucho menos cuando de tu salud se trata.

Por eso es importante conocer los básicos, aquellas verdades que son fundamentales en nutrición, que hoy no se cuestionan por la comunidad científica y que sí pueden realmente ayudarte a alcanzar esa vida saludable que deseas.

1. «La moderación y el equilibrio son clave». La moderación y el equilibrio en la dieta son fundamentales para asegurar la ingesta adecuada de nutrientes esenciales y mantener un peso corporal saludable. Esto implica no solo consumir una variedad de alimentos de todos los grupos alimenticios, sino también ajustar las porciones según las necesidades individuales y los objetivos de salud. Un enfoque equilibrado ayuda a prevenir deficiencias nutricionales y promueve un metabolismo eficiente.[44]
2. «La hidratación es esencial para la salud». Mantenerse adecuadamente hidratado es crucial para el funcionamien-

---

44. D. Mozaffarian *et al.*, «Changes in diet and lifestyle and long-term weight gain in women and men», *The New England Journal of Medicine*, 364(25), 2011, pp. 2392-2404.

to óptimo del cuerpo humano. El agua es esencial para regular la temperatura corporal, transportar nutrientes y eliminar desechos metabólicos. La cantidad de agua necesaria varía según factores como la edad, el peso, el nivel de actividad y el clima, pero la ingesta adecuada de líquidos es fundamental para la salud general y el rendimiento físico y mental.[45]

3. «**La importancia de leer etiquetas nutricionales**». Leer y comprender las etiquetas nutricionales de los alimentos es fundamental para tomar decisiones informadas sobre la dieta. Las etiquetas, como hemos visto, nos proporcionan información detallada sobre el contenido de calorías, grasas, carbohidratos, proteínas, vitaminas y minerales en los productos alimenticios. Esto nos permite evaluar la calidad nutricional de los alimentos y hacer elecciones más nutritivas y saludables.[46]

4. «**El ejercicio regular complementa una buena nutrición**». El ejercicio físico regular es un componente integral de un estilo de vida saludable y complementa una dieta equilibrada. Además de ayudar a mantener un peso corporal saludable, el ejercicio mejora la salud cardiovascular, fortalece los músculos y huesos y promueve el bienestar mental. Integrar ejercicio en la rutina diaria no solo aumenta el gasto energético, sino que también mejora la calidad de vida y reduce el riesgo de enfermedades crónicas.[47]

---

45. B. M. Popkin, K. E. D'Anci e I. H. Rosenberg, «Water, hydration, and health», *Nutrition Reviews*, 68(8), 2010, pp. 439-458.
46. S. Campos, J. Doxey y D. Hammond, «Nutrition labels on pre-packaged foods. A systematic review», *Public Health Nutrition*, 14(8), 2011, pp. 1496-1506, doi: 10.1017/S1368980011000759.
47. D. E. Warburton, C. W. Nicol y S. S. Bredin, «Health benefits of physical activity. The evidence», *Canadian Medical Association Journal*, 174(6), 2006, pp. 801-809.

10.4. Conclusión

Es importante recordar que la nutrición no es un conjunto estático de reglas, sino un proceso dinámico que varía según cada persona y situación. No solo debemos desafiar falsas ideas preconcebidas, sino que también es importante reafirmar principios clave que promueven la salud real. Al adoptar decisiones informadas y basadas en evidencia, podemos cultivar hábitos alimentarios que no solo nos nutran físicamente, sino que también nos fortalezcan mental y emocionalmente.

Como hemos podido ver en esta parte dedicada a la nutrición, nos encontramos ante una herramienta poderosa para mejorar nuestra calidad de vida. Necesitamos equiparnos con conocimientos sólidos y una actitud proactiva hacia nuestra salud, para poder avanzar hacia un futuro donde nuestras elecciones alimentarias reflejen ese compromiso que tenemos con un estilo de vida duradero.

Te invito a reflexionar sobre tus prácticas diarias y a empoderarte para tomar decisiones que te acerquen a una vida más saludable y consciente. Que este conocimiento te inspire a seguir explorando, aprendiendo y creciendo en este proceso que solo acaba de comenzar.

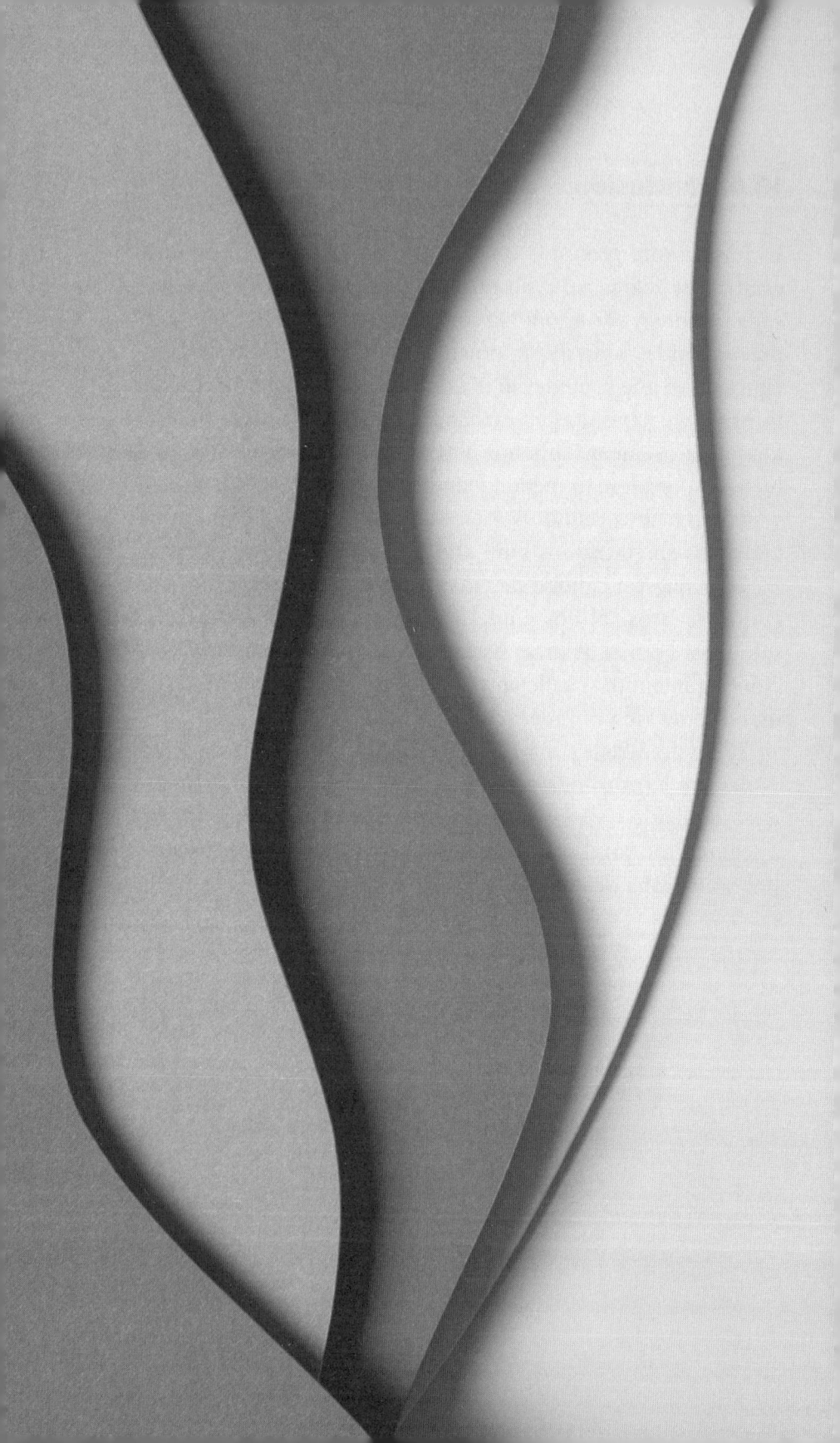

PARTE III

EL CAMBIO SE MUEVE

11
La sociedad sedentaria

El siglo XXI ha marcado un punto de inflexión brutal para el ser humano, vivimos en una anomalía natural que está teniendo graves consecuencias para nuestra salud.

Nos encontramos inmersos en una era definida por la comodidad y la tecnología, donde el movimiento ha sido relegado en gran medida a un segundo plano.

Ser parte de una sociedad sedentaria no solo implica un estilo de vida caracterizado por largas horas de inactividad física, sino también por un conjunto de hábitos y comportamientos que limitan nuestra capacidad de mantenernos activos y saludables.

¿Qué significa ser parte de una sociedad sedentaria?

Ser parte de una sociedad sedentaria implica pasar la mayor parte del día en actividades que no requieren un gasto significativo de energía física. Desde largas horas sentados frente a una pantalla en el trabajo hasta los momentos de ocio dominados por el consumo de contenidos digitales o el transporte motorizado, nuestra vida cotidiana está marcada por una falta de movimiento. Esta realidad ha generado un preocupante aumento en los índices de obesidad, enfermedades cardiovasculares y problemas musculoesqueléticos, reflejando una pérdida gradual de nuestra capacidad física y de resistencia.

A pesar de que la tecnología y los avances científicos han supuesto un salto cualitativo en la esperanza de vida y en la prevención y tratamiento de muchas enfermedades, así como en la mejora de las medidas de higiene y la calidad de vida en general, el ser humano ha evolucionado para estar en movimiento. Nuestros cuerpos están diseñados para la actividad física: tenemos dos piernas hechas para recorrer distancias diarias. El hecho de no hacerlo nos enferma.

Siempre pongo el ejemplo del coche. Si tenemos un coche en el garaje que no utilizamos, la recomendación de nuestro mecánico será moverlo de vez en cuando. El coche está diseñado para circular y, si no circula, sus piezas se atrofiarán y se estropearán. De manera similar, nuestro cuerpo está diseñado para el movimiento. La inactividad puede llevar a la atrofia de los músculos, la rigidez de las articulaciones y una serie de problemas de salud. Como el coche que se oxida y deteriora en el garaje, nuestro cuerpo también sufre cuando no lo usamos como deberíamos.

La tecnología nos ha proporcionado muchas facilidades y nos ha permitido avanzar en muchos aspectos, pero también nos ha llevado a un estilo de vida más sedentario. Es fundamental encontrar un equilibrio y asegurarnos de mantenernos activos para conservar nuestra salud y bienestar. Al igual que el coche necesita moverse para mantenerse en buen estado, nuestro cuerpo necesita ejercicio regular para funcionar de manera óptima.

11.1. Importancia del movimiento y del ejercicio para la salud física y mental

El movimiento y el ejercicio no son simplemente actividades opcionales, sino fundamentales para mantener una buena salud física y mental a lo largo de nuestras vidas. Como hemos dicho, el cuerpo humano está diseñado para moverse: desde los músculos que se fortalecen con el uso regular hasta el sistema cardiovascular que se beneficia de la actividad aeróbica. A nivel mental, el ejercicio no solo libera endorfinas que mejoran nuestro estado de ánimo, sino que también reduce el estrés y la ansiedad, mejorando nuestra capacidad para enfrentarnos a los problemas diarios.

Numerosos estudios científicos respaldan los beneficios del ejercicio regular:[48] desde la prevención de enfermedades crónicas, como la diabetes tipo 2 y la hipertensión, hasta la mejora de la calidad del sueño y la función cognitiva. En contraste, la falta de movimiento puede conducir a una serie de problemas de salud graves y a una disminución general en la calidad de vida.

En este contexto es crucial reconocer el impacto negativo que una sociedad sedentaria puede tener en nuestra salud y bienestar. Al entender estos conceptos, podemos iniciar un viaje

---

48. *Ibid.*

hacia un estilo de vida más activo y consciente, donde el movimiento y el ejercicio se conviertan en pilares fundamentales para alcanzar nuestro máximo potencial físico y mental.

11.2. El impacto de la tecnología

En la era digital y tecnológica en la que vivimos, hemos experimentado avances significativos que han transformado radicalmente nuestro estilo de vida. Si bien estos avances han mejorado nuestro día a día en muchos aspectos, también han contribuido de manera considerable al aumento del sedentarismo en la población.

La tecnología ha traído consigo una serie de comodidades que, paradójicamente, han atentado contra nuestra naturaleza, volviéndonos cada vez más sedentarios. Dispositivos como ordenadores, teléfonos inteligentes y tablets han facilitado el acceso a una gran cantidad de información y entretenimiento desde la comodidad de nuestros hogares o lugares de trabajo. Esto ha llevado a que pasemos largas horas sentados frente a pantallas, ya sea trabajando, navegando por redes sociales o consumiendo contenido digital. La proliferación de servicios de *streaming* de películas, series y juegos ha permitido que disfrutemos de un inagotable catálogo de entretenimiento desde la comodidad de nuestro sofá. Sin embargo, el tiempo dedicado a estas actividades frecuentemente implica largas horas de inactividad física.

Además, el desarrollo de plataformas de redes sociales ha transformado la manera en que nos comunicamos y compartimos información. Plataformas como Facebook, Instagram y Twitter han capturado nuestra atención de manera brutal, con millones de usuarios dedicando horas y horas diarias a desplazarse por sus *feeds* y consumir contenido. Este tipo de interacción se realiza habitualmente mientras se está sentado. Si bien estas redes fomentan la conexión global y el intercambio de ideas, también han incentivado comportamientos solitarios y sedentarios al promover el consumo pasivo de contenido y la interacción virtual en lugar de la actividad física y las relaciones cara a cara.

También la disponibilidad de automóviles y otros medios de transporte motorizado ha reducido nuestra necesidad de caminar o usar la bicicleta para desplazarnos. Esto se traduce en menos oportunidades para el ejercicio físico diario, ya que optamos por medios más cómodos pero menos activos.

Estos ejemplos ilustran cómo la tecnología ha redefinido nuestras rutinas diarias y, en muchos casos, ha contribuido a un estilo de vida más sedentario. Reconocer estos factores es crucial para comprender cómo podemos contrarrestar los efectos negativos del sedentarismo mediante la adopción de hábitos más activos y conscientes en nuestra vida cotidiana.

11.3. Consecuencias del estilo de vida sedentario

El estilo de vida sedentario, caracterizado por largos periodos de inactividad física y falta de ejercicio regular, conlleva una serie de consecuencias adversas que afectan tanto a la salud física como al bienestar emocional y mental de las personas.

Problemas de salud asociados

1. **Obesidad.** El sedentarismo es uno de los principales factores de riesgo para el desarrollo de la obesidad. Cuando el gasto energético es insuficiente debido a la falta de actividad física, el exceso de calorías se acumula en forma de grasa corporal. Con el tiempo, esto puede llevar a un aumento de peso significativo y contribuir a problemas

de salud como la resistencia a la insulina y la diabetes tipo 2.[49]
2. **Enfermedades cardiovasculares.** La falta de ejercicio regular y la vida sedentaria están asociadas a un mayor riesgo de enfermedades cardiovasculares, como la hipertensión arterial, el colesterol alto y las enfermedades del corazón. El ejercicio aeróbico ayuda a fortalecer el corazón y los vasos sanguíneos, mejorando la circulación y reduciendo el riesgo de estas enfermedades.[50]
3. **Problemas posturales y musculoesqueléticos.** Permanecer sentado durante periodos prolongados puede causar problemas posturales, como la mala alineación de la columna vertebral y el dolor de espalda. Además, la falta de actividad física puede contribuir a la pérdida de masa muscular y a la rigidez articular, aumentando el riesgo de lesiones y condiciones como la osteoporosis.[51]

Impacto en el bienestar emocional y mental

1. **Estrés.** La actividad física regular es conocida por su capacidad para reducir los niveles de cortisol, que es la hormona del estrés. La falta de ejercicio puede dejar a las personas más susceptibles a los efectos negativos del estrés crónico, que puede afectar la salud cardiovascular y la calidad del sueño.[52]

49. F. W. Booth, C. K. Roberts y M. J. Laye, «Lack of exercise is a major cause of chronic diseases», *Comprehensive Physiology*, 2(2), 2012, pp. 1143-1211.
50. S. Mora *et al.*, «Physical activity and reduced risk of cardiovascular events. Potential mediating mechanisms», *Circulation*, 116(19), 2007, pp. 2110-2118.
51. Sedentary Behaviour Research Network, «Standardized use of the terms sedentary and sedentary behaviours», *Applied Physiology, Nutrition, and Metabolism*, 37(3), 2012, pp. 540-542.
52. A. Tsatsoulis y S. Fountoulakis, «The protective role of exercise on stress system dysregulation and comorbidities», *Annals of the New York Academy of Sciences*, 1083(1), 2006, pp. 196-213.

2. **Ansiedad.** El ejercicio físico libera endorfinas, esos neurotransmisores que actúan como analgésicos naturales y que también contribuyen a mejorar el estado de ánimo. La falta de ejercicio puede predisponer a las personas a experimentar niveles más altos de ansiedad y dificultades para manejar el estrés diario.[53]
3. **Depresión.** Varios estudios han demostrado que el ejercicio regular puede ser tan efectivo como la terapia farmacológica para el tratamiento de la depresión leve a moderada. La falta de actividad física puede contribuir al desarrollo o exacerbación de los síntomas depresivos, debido a la reducción de la liberación de neurotransmisores asociados con el bienestar emocional.[54]

En resumen, adoptar un estilo de vida sedentario no solo afecta negativamente a tu salud física, aumentando el riesgo de diversas enfermedades crónicas, sino que también puede tener un impacto significativo en tu bienestar emocional y mental. No es solo de lo que nos previene, sino lo que nos aporta. Aun así, reconocer estos efectos negativos es fundamental para motivarnos a cambiar hacia hábitos más activos, lo que nos llevará a una mejor calidad de vida a largo plazo.

11.4. Factores culturales y ambientales

La influencia de los factores culturales y ambientales en nuestro estilo de vida juega un papel crucial en la promoción o limitación

---

53. G. Stathopoulou *et al.*, «Exercise interventions for mental health. A quantitative and qualitative review», *Clinical Psychology. Science and Practice*, 13(2), 2006, pp. 179-193.
54. J. A. Blumenthal *et al.*, «Exercise and pharmacotherapy in the treatment of major depressive disorder», *Psychosomatic Medicine*, 69(7), 2007, pp. 587-596.

de la actividad física. Como ya hemos visto, el entorno obesogénico, caracterizado por la disponibilidad excesiva de alimentos procesados y la falta de espacios accesibles para la actividad física, puede incentivar el sedentarismo y contribuir al desarrollo de problemas de salud. Estos factores no solo moldean nuestras rutinas diarias, sino que también pueden tener un impacto negativo en nuestra salud física y mental, afectando desde nuestros hábitos de ejercicio hasta nuestra predisposición al estrés y la ansiedad.

Es importante saber que podemos rediseñar ese entorno dentro de nuestras posibilidades. Al facilitar la accesibilidad a opciones saludables y espacios para el ejercicio, podemos ponernos las cosas fáciles para tomar decisiones que nos conduzcan al movimiento y, en consecuencia, a la salud. Esto implica desde elegir rutas caminando en lugar de transporte público o automóviles hasta hacer pequeños ajustes en nuestro entorno doméstico o laboral que promuevan la actividad física diaria. Al tomar estas medidas proactivas, podemos mejorar nuestra calidad de vida y bienestar general.

Estas medidas proactivas no siempre son fáciles de adoptar. A menudo no dependen exclusivamente de nosotros y requieren enfrentarse al instinto humano de buscar comodidad y conservar energía para posibles amenazas futuras. Esta predisposición tiene raíces evolutivas, ya que en tiempos ancestrales era crucial para la supervivencia frente a depredadores y otros peligros. Por tanto, implementar cambios poco a poco es clave. Como siempre digo, debemos ponérnoslo fácil al tomar decisiones que promuevan el movimiento y la salud, haciendo ajustes gradualmente en nuestro entorno y en nuestras rutinas diarias.

Influencia de la cultura del trabajo y el ocio sedentario

En muchas culturas contemporáneas, principalmente la occidental, el trabajo se ha estructurado de manera que fomenta el sedentarismo. Pasamos largas horas dedicados a trabajos de oficina, donde la mayoría de las tareas se realizan sentados frente a un ordenador. Este tipo de entorno limita significativamente las oportunidades para el movimiento físico y contribuye todavía más a nuestro estilo de vida sedentario. Además, la presión constante por cumplir con plazos y objetivos, por el desmedido reconocimiento a la productividad, hace que sacrifiquemos el tiempo que podríamos dedicar a la actividad física, priorizando el trabajo sobre lo más valioso que tenemos: nuestra salud.

También nuestra forma de ocio ha evolucionado hacia actividades más sedentarias. El entretenimiento digital, como ver la tele, jugar a los videojuegos o navegar por internet, suelen ser las opciones preferidas para muchos de nosotros durante nuestro tiempo libre. Estas actividades no solo promueven el sedentarismo al requerir largos periodos de estar sentados, sino que también pueden fomentar hábitos prolongados de inactividad física. A medida que estas formas de ocio son cada vez más accesibles y atractivas, es crucial encontrar un equilibrio que permita incorporar el movimiento y la actividad física en nuestras rutinas diarias.

Diseño urbano y falta de espacios accesibles para la actividad física

El entorno físico en el que vivimos y trabajamos también influye en nuestra capacidad para mantenernos activos. En la mayoría de las ciudades el diseño urbano prioriza el uso de automóviles sobre el transporte activo, como caminar o ir en bicicleta. Por ejemplo, la falta de aceras seguras y carriles bici adecuados puede desincentivar a las personas a optar por estas formas más activas de desplazamiento diario. Además, la falta de parques accesibles limita las oportunidades para realizar ejercicio en el exterior durante el tiempo libre, contribuyendo así al sedentarismo en la población que vive en ciudades.

En algunas áreas urbanas y suburbanas, la falta de instalaciones deportivas públicas o privadas accesibles también puede ser un obstáculo para la actividad física regular. Por ejemplo, en comunidades con recursos limitados o en zonas donde los espacios verdes son escasos puede ser difícil encontrar lugares seguros y adecuados para hacer ejercicio. Esta falta de accesibilidad a instalaciones deportivas puede desmotivar a las personas a realizar actividad física, contribuyendo así al aumento de problemas de salud relacionados con el sedentarismo en dichas poblaciones.

En contraste con estas áreas urbanas que carecen de zonas accesibles para la actividad física y el movimiento, existen comunidades conocidas como zonas azules, donde las personas viven en entornos naturales sin las comodidades modernas ni instalaciones deportivas. A pesar de ello, su estilo de vida tradicional las obliga a mantenerse en constante movimiento. Estas comunidades suelen estar asociadas con altos niveles de actividad física debido a sus hábitos diarios que suponen caminar largas distancias para realizar tareas cotidianas, trabajar en actividades agrícolas o participar en formas tradicionales de ejercicio físico como parte integral de sus vidas. Este ejemplo resalta cómo un entorno que promueve naturalmente el movimiento puede contrarrestar los efectos negativos del sedentarismo observados en áreas urbanas.

Teniendo en cuenta que no podemos mudarnos todos a esas zonas azules, debemos valorar la importancia de un diseño urbano que promueva la actividad física y el acceso a instalaciones deportivas. Mejorar la infraestructura urbana, con la creación de más aceras, carriles para bicicletas y parques públicos bien mantenidos, puede facilitar que las personas integren el ejercicio regular en su rutina diaria, fomentando así un estilo de vida más saludable y activo para todos.

Estos factores culturales y ambientales no solo contribuyen al sedentarismo generalizado, sino que también pueden perpetuar un ciclo de inactividad física que afecta negativamente a nuestra salud y bienestar. Reconocer estos desafíos es el primer paso hacia la implementación de políticas y cambios individuales que fomenten entornos más activos y saludables para todos.

11.5. El ciclo del sedentarismo y la motivación para el cambio

El sedentarismo es más que un simple comportamiento; se convierte en un ciclo que se autoperpetúa y que puede ser difícil de romper sin una conciencia activa y esfuerzo deliberado. Comprender cómo funciona este ciclo y la importancia de incorporar cambios pequeños pero muy relevantes en nuestra rutina diaria es fundamental para cambiar radicalmente nuestro chip mental que nos aboca a la comodidad de la inactividad física.

Cómo los hábitos sedentarios se refuerzan a sí mismos

Cuando adoptamos hábitos sedentarios, nuestro cuerpo y mente se adaptan a un estado de inactividad. Físicamente, los músculos se vuelven menos tonificados y flexibles, y nuestro metabolismo puede ralentizarse debido a la falta de actividad física regular. Mentalmente, nos acostumbramos a la comodidad y conveniencia de actividades como sentarse frente a una pantalla en lugar de realizar otras actividades que requieren de esfuerzo físico, como salir a dar un paseo o acudir una hora al gimnasio.

Además, las actividades sedentarias nos proporcionan recompensas instantáneas que estimulan la liberación de dopamina en el cerebro. Esta neurotransmisión está asociada con sensaciones de placer y recompensa, haciendo que actividades como el entretenimiento fácilmente accesible, la comodidad y la relajación inmediata refuercen el comportamiento sedentario. Esta respuesta incrementa la preferencia por actividades que proporcionan gratificación inmediata, lo cual puede hacer que sea difícil optar por actividades físicamente activas que requieren más esfuerzo y tiempo, pero que a largo plazo contribuyen a una mejor salud física y mental.

A medida que el sedentarismo se establece como la norma, se convierte en un círculo vicioso del que nos cuesta salir. La falta de energía y motivación para realizar actividades físicas puede llevar a una disminución en la salud física y mental, lo que a su vez refuerza la tendencia a mantener hábitos sedentarios. Te sientes cansado, por lo que no realizas actividad física, lo cual te hace sentir más cansado. Te duelen las articulaciones, por lo que no entrenas tu cuerpo, lo cual hace que te duelan más.

Romper el ciclo con pequeños cambios diarios

Romper con el ciclo del sedentarismo no tiene que implicar cambios drásticos de la noche a la mañana. No se trata de proponerse correr un maratón o entrenar dos horas diarias a partir de este momento. Simplemente implementar pequeños cambios en la rutina diaria, como hacer descansos activos durante el trabajo (lo que llamamos *snacks de movimiento*), caminar en lugar de conducir distancias cortas o elegir actividades físicas que nos gusten, como el baile, el senderismo o la jardinería, puede marcar una gran diferencia.

Como te digo, no se trata de pasar de cero a cien en un arranque de motivación. Se trata más bien de establecer metas realistas y alcanzables para mantener la motivación y el compromiso a largo plazo. Empezar con objetivos pequeños, como caminar treinta minutos al día o hacer unos estiramientos por la mañana, te ayudará a construir la confianza y la determinación necesarias para ir adoptando un estilo de vida más activo.

A medida que se rompe el ciclo del sedentarismo y se integran más actividades físicas en la rutina diaria, los beneficios a largo plazo se vuelven evidentes. Mejoras en la salud cardiovascular, aumento de la energía y mejoras en el estado de ánimo y la calidad del sueño son solo algunas de las recompensas que pueden motivar a seguir adelante con nuevos hábitos saludables. Centrarse en cómo me siento, percibir esos cambios tan poderosos, puede convertirse en la principal ancla que nos mantenga firmes en nuestro propósito, en nuestro nuevo estilo de vida.

En conclusión, romper con el ciclo del sedentarismo requiere un esfuerzo consciente y persistente, nadie dijo que fuese fácil o que se lograse de la noche a la mañana, pero los pequeños cambios diarios tienen un gran poder que muchos desconocemos en la mejora de la salud física y emocional. Mi consejo es que huyas del todo o nada y de la búsqueda de la perfección, que adoptes una mentalidad de cambio gradual, centrándote en metas alcanzables que te ayuden a establecer bases sólidas para un estilo de vida más activo a largo plazo.

11.6. Estrategias para combatir el sedentarismo

Como ya hemos visto, para combatir el sedentarismo en nuestro día a día debemos ir implementando pequeños cambios que promuevan la actividad física regular y sostenible a largo plazo. Estos son algunos ejemplos prácticos de cómo hacerlo.

1. **Descansos activos en el trabajo.** Si tienes un trabajo de oficina que requiere estar sentado durante largos perio-

dos, programa descansos activos cada hora. Levántate y estira los músculos, camina por el pasillo, sube y baja las escaleras o realiza ejercicios simples como sentadillas o flexiones. Esto es lo que algunos autores llaman *snacks de movimiento*, mucho más saludables que los que puedes encontrar en la máquina de *snacks* de tu oficina.

2. **Transporte activo.** Siempre que te sea posible, prioriza caminar o ir en bici en lugar de utilizar el coche o el transporte público para distancias cortas. Si te resulta imposible por la distancia entre tu casa y tu trabajo, al menos procura aparcar más lejos de lo que lo harías, para caminar hasta tu puesto de trabajo, añadiendo así movimiento a tu día.

3. **Ocio saludable.** Encuentra actividades físicas que disfrutes hacer, como bailar, nadar, jugar al pádel con amigos, practicar yoga o hacer rutas de senderismo en familia los domingos. Al elegir actividades que te gusten, que disfrutes y puedas compartir con tus seres queridos, es más probable que las integres de manera natural y sencilla en tu rutina.

4. **Uso de la tecnología.** La tecnología es parte del problema, pero también podemos utilizarla a nuestro favor. Aprovecha las aplicaciones y dispositivos móviles que monitorean la actividad física, como los podómetros o las aplicaciones de fitness. Estos pueden ayudarte a establecer metas diarias de pasos o tiempo de ejercicio, y te proporcionan motivación al registrar tu progreso.

5. **Ejercicio en casa.** Si te resulta difícil encontrar tiempo para ir al gimnasio, puedes hacer ejercicio en casa utilizando vídeos de entrenamiento en línea o aplicaciones de ejercicio. Hay una variedad de rutinas disponibles que se adaptan a diferentes niveles de condición física y que requieren poco o ningún equipamiento.

Consejos para establecer metas alcanzables y sostenibles

Uno de los desafíos más comunes al intentar adoptar un estilo de vida más activo y saludable es la tendencia a establecer metas poco realistas. Cuando nos decidimos a empezar, nos sentimos tentados a pasar de cero actividad física a un nivel extremadamente alto de ejercicio, o fijarnos objetivos que están fuera de nuestras capacidades físicas y mentales actuales. Esto nos puede provocar sentimientos de frustración y desmotivación cuando no alcanzamos estos objetivos tan ambiciosos, lo cual a menudo nos lleva al abandono de nuestros esfuerzos por mejorar nuestra salud mediante el ejercicio.

Para que no te pase esto, prueba a seguir estos consejos.

1. **Sé concreto y realista.** Define objetivos claros y concretos, como caminar treinta minutos al día o hacer ejercicio tres veces por semana. Asegúrate de que tus metas sean alcanzables dentro de tu estilo de vida actual y que puedas medir tu progreso. Evita objetivos como «Voy a moverme más» (no es concreto ni se puede medir, ¿qué es más?) y en su lugar opta por algo como «Voy a hacer 10.000 pasos al día». Si tu media de pasos actual es de 3.000, no te propongas caminar 15.000 pasos al día la primera semana. Es mejor que tu primer objetivo sea alcanzar los 8.000.

2. **Incrementa gradualmente.** Comienza planteándote objetivos modestos y aumenta la intensidad o la duración del ejercicio a medida que ganes resistencia y confianza (puedes ir aumentando un 15-20 por ciento cada quince días). Esto te ayudará a evitar lesiones y te permitirá desarrollar un hábito sostenible a largo plazo, además de proporcionarte autoconfianza al estar cumpliendo

con lo que te habías propuesto, pues está dentro de tus capacidades.
3. **Establece horarios.** Programa el tiempo para la actividad física en tu agenda diaria, al igual que lo harías con cualquier otra tarea importante como ir a tu clase de inglés, al dentista o a tus clases de pintura. Tener un horario facilita la incorporación del ejercicio en tu rutina diaria, pues ya no lo dejas para cuando «tengas un hueco». Seamos realistas, ¿cuándo vas a tener un hueco? Pasan los días entre miles de obligaciones y responsabilidades y ese hueco nunca aparece, siempre hay algo más importante o más urgente que hacer. Y no dudo que haya días que así sea, que algo se interponga y desbarate tu rutina de entrenamiento, pero deberías lograr bloquear un tiempo mínimo semanal para hacer eso que nadie más puede hacer por ti: moverte.
4. **Celebra tus logros.** Reconoce y celebra tus pequeños logros a lo largo del camino. Somos muy pesados diciéndonos todo lo que hacemos mal, todo lo que nos queda por avanzar, comparándonos con otras personas que se encuentran en otro punto distinto al nuestro, en lugar de centrarnos en los pequeños pasos que vamos dando. Esto último es lo que te motivará a seguir adelante y reforzará tu compromiso con este nuevo estilo de vida.
5. **Encuentra apoyo.** Comparte tus objetivos con amigos, familiares o compañeros de trabajo que te puedan apoyar durante el proceso. También puedes unirte a grupos de ejercicio, clubs de senderismo o clases dirigidas, donde el resto de las personas comparten intereses y motivaciones, para obtener ese extra de motivación y hacer del ejercicio una experiencia social positiva.

11.7. La importancia del movimiento en el contexto actual

Si bien al principio del capítulo hemos citado los principales peligros del estilo de vida sedentario, ahora me gustaría remarcar los beneficios del ejercicio y el movimiento. Sinceramente, creo que no hay una herramienta más poderosa para mejorar nuestra vida que el ejercicio físico. Soy dietista, me dedico a la nutrición y, cuanto más trato con personas que buscan lograr sus objetivos tanto de salud como de apariencia física, cuanto más leo e investigo sobre el tema, más consciente soy de que el ejercicio y el movimiento no es que sean un complemento extraordinario a la buena alimentación, sino que son indispensables, son una pieza clave del tablero de la salud, son innegociables. Sin ellos no hay salud. ¿Quieres empezar a cambiar y se te hace un mundo modificar tu alimentación, tu descanso, tu nivel de actividad física a la vez? Empieza moviéndote. Ahora te cuento por qué con una lista de beneficios tanto físicos como mentales y emocionales.

Beneficios del ejercicio regular

1. Físicos
   - **Mejora de la salud cardiovascular.** El ejercicio aeróbico fortalece el corazón y los vasos sanguíneos, mejorando la circulación y reduciendo el riesgo de enfermedades cardiacas como la hipertensión y el infarto.[55]
   - **Control del peso.** La actividad física ayuda a quemar calorías y a mantener un peso corporal saludable, reduciendo el riesgo de obesidad y enfermedades relacionadas como la diabetes tipo 2.[56]

---

55. Warburton, *op. cit.*
56. J. E. Donnelly *et al.*, «American College of Sports Medicine Position

- **Fortalecimiento muscular y óseo.** Los ejercicios de resistencia y carga ayudan a fortalecer los músculos y los huesos, mejorando la resistencia física y reduciendo el riesgo de osteoporosis.[57]

2. Mentales y emocionales
- **Reducción del estrés y la ansiedad.** El ejercicio libera endorfinas, esos neurotransmisores que actúan como analgésicos naturales y mejoran el estado de ánimo, reduciendo el estrés y la ansiedad.[58]
- **Mejora del bienestar mental.** La actividad física regular está asociada con una mejor salud mental en general, que se traduce en una mayor claridad mental y una mejor capacidad para lidiar con el estrés diario.[59]
- **Prevención de la depresión.** Algunos estudios han demostrado que el ejercicio puede ser tan efectivo como la terapia psicológica en el tratamiento de la depresión leve a moderada, ayudando a reducir los síntomas y mejorar el estado de ánimo.[60]

Stand. Appropriate physical activity intervention strategies for weight loss and prevention of weight regain for adults», *Medicine & Science in Sports & Exercise*, 41(2), 2009, pp. 459-471.

57. W. L. Westcott, «Resistance training is medicine. Effects of strength training on health», *Current Sports Medicine Reports*, 11(4), 2012, pp. 209-216.

58. L. L. Craft y F. M. Perna, «The benefits of exercise for the clinically depressed», *Primary Care Companion to the Journal of Clinical Psychiatry*, 6(3), 2004, pp. 104-111.

59. G. Mammen y G. Faulkner, «Physical activity and the prevention of depression. A systematic review of prospective studies», *American Journal of Preventive Medicine*, 45(5), 2013, pp. 649-657.

60. J. A. Blumenthal *et al.*, «Effects of exercise training on older patients with major depression», *Archives of Internal Medicine*, 159(19), 1999, pp. 2349-2356.

Impacto positivo en la productividad y la calidad de vida

- **Productividad.** Las personas que realizan ejercicio regularmente suelen experimentar una mayor energía y capacidad de concentración en sus actividades diarias. El aumento del flujo sanguíneo al cerebro durante el ejercicio mejora la función cognitiva y ayuda a mantener la alerta mental.[61]
- **Calidad de vida.** Mantener un estilo de vida activo y saludable se traduce en una mejor calidad de vida en general. Esto supone un sueño más reparador, una mayor capacidad para realizar actividades diarias con facilidad y una sensación general de bienestar y satisfacción con la vida.[62]

En resumen, moverse y entrenar es el mejor regalo que te puedes hacer, es la mejor herramienta de prevención a tu disposición. Está por encima de cualquier suplemento o superalimento que intenten venderte. Es la cura a muchas enfermedades, y en muchas otras mejora espectacularmente la calidad de vida del enfermo, la gravedad de sus síntomas y su recuperación. Además, estar físicamente activo no solo es beneficioso para tu cuerpo, sino que también fortalece tu mente, te hace más fuerte y resiliente, a la vez que mejora tu estado de ánimo y te ayuda a afrontar los desafíos diarios con mayor resiliencia y optimismo. ¿Qué más podemos pedir?

Te invito a empezar hoy mismo con pequeños pasos y cambios positivos que te acerquen a ese estilo de vida más activo que cambiará tu vida para siempre.

---

61. P. D. Tomporowski, «Effects of acute bouts of exercise on cognition», *Acta Psychologica*, 112(3), 2003, pp. 297-324.

62. D. E. Warburton *et al.*, «A systematic review of the evidence for Canada's Physical Activity Guidelines for Adults», *International Journal of Behavioral Nutrition and Physical Activity*, 7(1), 2010, p. 39.

12
La importancia del NEAT

Cuando buscamos un cambio en nuestro estilo de vida, lo más común es centrar nuestra atención en la alimentación y en el ejercicio, entendido como entrenar en un gimnasio, salir a correr... Se enfatiza la importancia del ejercicio físico estructurado y la alimentación adecuada, siendo ambos ejes muy relevantes en la salud de la persona. Sin embargo, hay un componente igualmente crucial pero a menudo menos reconocido que juega un papel fundamental en nuestro bienestar diario: el NEAT (Non-Exercise Activity Thermogenesis, o termogénesis producida por la actividad física fuera del ejercicio).

Con NEAT nos referimos a las calorías que quemamos durante nuestras actividades diarias normales, que no están relacionadas con el ejercicio físico planificado. Son todo tipo de movimientos cotidianos, como caminar, subir escaleras, hacer las tareas domésticas o incluso estar de pie en lugar de sentado. Aunque estas actividades pueden parecer insignificantes en comparación con una sesión intensa de ejercicio en el gimnasio, su impacto acumulativo en nuestra salud y composición corporal es considerable, y en gran parte de la población mucho más significativo incluso.

La relevancia del NEAT radica en su capacidad para influir en la cantidad total de calorías que quemamos cada día, más allá de las que consumimos. Esto es especialmente importante para aquellos que buscan perder peso o mantener una composición corporal saludable. Además, como hemos visto en el capítulo anterior, el NEAT desempeña un papel vital en la promoción de un estilo de vida activo y en la prevención de los efectos negativos del sedentarismo, como la obesidad, las enfermedades cardiovasculares y la disminución de la salud mental.

A lo largo de este capítulo, exploraremos en profundidad qué es el NEAT, cómo se puede integrar de manera efectiva en nuestra rutina diaria y cómo puede complementar y potenciar nuestros esfuerzos en otros aspectos del cambio de hábitos saludables. Vamos a ver cómo pequeños ajustes en nuestro comportamiento diario pueden tener un impacto mucho más grande de lo que pensamos en nuestra salud general y en nuestro bienestar a largo plazo.

12.1. ¿Qué es el NEAT?

El NEAT se refiere a las calorías que quemamos durante actividades cotidianas que no están planeadas como ejercicio estructurado. Es decir, cualquier forma de movimiento que realizamos en nuestra vida diaria, aparte del ejercicio físico formal y planificado en el gimnasio o en casa.

Ejemplos de NEAT

1. **Caminar.** Ya sea caminar hasta el trabajo, dar paseos cortos durante el día o simplemente moverse más en general.
2. **Subir escaleras.** Optar por las escaleras en lugar del ascensor o escaleras mecánicas.
3. **Tareas domésticas.** Actividades como limpiar, cocinar, lavar los platos y hacer la cama, que implican movimientos repetitivos y su consecuente gasto de energía.
4. **Movimientos generales.** Estar de pie en lugar de sentado, cambiar de posición frecuentemente, incluso gesticular mientras hablamos.

Estas actividades pueden parecer insignificantes en el momento, pero su impacto acumulativo en la cantidad total de calorías quemadas a lo largo del día puede ser muy relevante, especialmente cuando se realizan de manera regular y consciente.

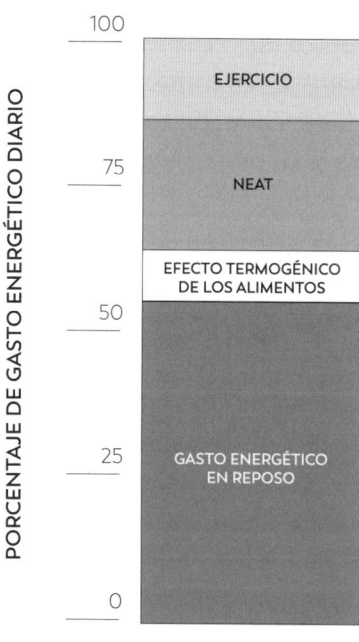

Es importante distinguir el NEAT del ejercicio físico estructurado, como el entrenamiento en el gimnasio o una sesión de yoga o running. Mientras que el ejercicio formal tiene como objetivo específico mejorar la condición física y cardiovascular, además de desarrollar fuerza y flexibilidad, el NEAT también se enfoca en la mejora de estas condiciones, así como en la quema de calorías adicionales a través de actividades menos intensas pero igualmente importantes.

Ambos tipos de actividad física son complementarios y esenciales para una buena salud general. El ejercicio formal puede tener efectos más inmediatos en la fuerza muscular y el rendimiento físico, mientras que el NEAT contribuye de manera constante a la cantidad total de calorías quemadas diariamente. Juntos, ayudan a mantener un equilibrio energético saludable, apoyan la pérdida de peso cuando es necesario y promueven un estilo de vida activo que reduce los riesgos asociados con el sedentarismo.

Una vez que conocemos su importancia, vamos a ver cómo podemos aumentar conscientemente nuestro NEAT diario y maximizar sus beneficios en nuestro proceso de cambio de hábitos.

12.2. El NEAT y el cambio de hábitos

Importancia del NEAT en la pérdida de peso y mantenimiento

El NEAT desempeña un papel crucial en la gestión del peso y la composición corporal. Aumentar la cantidad del NEAT diario puede contribuir de manera muy considerable a la quema de calorías adicionales, lo cual es fundamental para quienes buscan perder peso. Estas actividades no solo aumentan el gasto calórico total, sino que también pueden mantener el metabolismo activo a lo largo del día, incluso en momentos de descanso. Además, incorporar más NEAT en la rutina diaria puede ser una estrategia efectiva para mantener la pérdida de peso a largo plazo, ya que fomenta un estilo de vida más activo y menos sedentario.

Cómo incorporar más NEAT en la vida diaria

Existen numerosas estrategias simples y prácticas para aumentar el NEAT en nuestra rutina diaria:

1. **Caminar más.** Optar por caminar en lugar de usar el coche para distancias cortas, dar paseos durante los descansos laborales o después de las comidas, y elegir rutas más largas cuando sea posible.
2. **Levantarse regularmente.** Romper periodos prolongados de estar sentado con breves intervalos de pie. Esto no solo aumenta el NEAT, sino que también mejora la circulación sanguínea y reduce el riesgo de problemas de salud relacionados con el sedentarismo.
3. **Actividades domésticas activas.** Realizar tareas domésticas como limpiar, cocinar y dedicarse a labores de jardinería de manera más activa y enérgica.
4. **Integrar movimientos en la vida diaria.** Desde hacer estiramientos simples mientras esperamos el autobús hasta optar por tomar las escaleras en lugar del ascensor, cada pequeño movimiento cuenta para aumentar el NEAT.

LA IMPORTANCIA DEL NEAT

IDEAS PARA AUMENTAR EL NEAT EN LOS DESPLAZAMIENTOS

 Subir y bajar escaleras en lugar de coger el ascensor o escaleras mecánicas.

 Cambiar el transporte a motor (coche, moto, transporte público) por la bicicleta (al menos en parte del desplazamiento).

 Permanecer de pie en el transporte público en lugar de sentado si es posible.

 Buscar un medio de movimiento activo que te divierta y disfrutes.

 Dar pequeños paseos mientras esperas en el andén o la parada.

 Si puedes, muévete con peso (chalecos lastrados, mochila con material deportivo...).

 Trazar una nueva ruta para trayectos habituales a pie que sea un poco más larga.

 La compra y los recados, a pie y a diario.

 Aparcar lo más lejos posible, en la planta más alta, al fondo del polígono, etcétera.

 Localizar zonas verdes en nuestra ruta.

EN EL TRABAJO - ESTUDIO - OFICINA
REGLA 1/5 (POMODORO)

Programar una pausa de cinco minutos en cada hora de sedestación.

Sistema alarma o pomodoros.

Pausa activa:
- Estiramientos
- Series de diez sentadillas
- Series de saltos
- Caminar rápido
- Tabla HIIT (ejercicios de alta intensidad en intervalos cortos) corta
- Levantar peso
- Subir y bajar escaleras
- Vuelta a la manzana

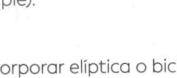 Stand-up desk (escritorios para trabajar de pie).

 Incorporar elíptica o bici estática.

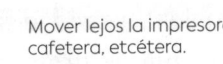 Mover lejos la impresora, cafetera, etcétera.

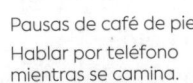 Pausas de café de pie.

Hablar por teléfono mientras se camina.

Paseo rápido mejor que enviar un e-mail.

EN EL HOGAR

 Listas de reproducción con energía y a bailar.

 Salta a la comba (por ejemplo, un par de minutos entre capítulos de series, partidas... o antes de comer o cenar).

 Olvídate del mando a distancia, Alexa, Siri...

 Limpieza más a fondo, levantando muebles, moviéndolos de su posición original.

 Sube *steps* mientras ves la televisión, escuchas un pódcast...

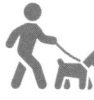 Ten una mascota que te saque a pasear.

 Juega con tus hijos, trota, salta, gatea, escala...

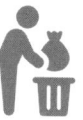 Saca la basura y el reciclaje a diario (al segundo o tercer contenedor más cercano).

 Monta un huerto (azotea, balcón, macetas en la cocina o descansillo) o busca un huerto comunal.

El NEAT como complemento del ejercicio formal

Además de su impacto en el control del peso, el NEAT también actúa como el complemento perfecto al ejercicio físico o entrenamiento. No lo sustituye, pero sí lo complementa, gracias a:

- **Aumento de la actividad física general.** Incluso para aquellos que entrenan o realizan ejercicio en el gimnasio o en casa, integrar más NEAT puede ayudar a aumentar la cantidad total de actividad física diaria sin necesidad de emplear tiempo adicional en sus sesiones de entrenamiento programadas.
- **Sostenibilidad del cambio de hábitos.** A diferencia del entrenamiento, que a veces puede ser percibido como una

tarea extra difícil de compaginar con las responsabilidades del día a día, aumentar el NEAT es más fácil y se integra de una manera más fluida en la vida diaria. Esto hace que sea más sencillo mantener un nivel constante de actividad física a lo largo del tiempo, y ya sabemos que este es un aliado indispensable para la adherencia a un estilo de vida saludable a largo plazo.

Al combinar un incremento progresivo de nuestro NEAT con el ejercicio o entrenamiento programado, se puede optimizar el impacto general en la salud cardiovascular, la fuerza muscular, la flexibilidad y el bienestar emocional.

12.3. Beneficios de incrementar el NEAT

Seguro que nunca habías dedicado tanto tiempo a reflexionar sobre lo importante que es para tu salud y tus objetivos, ya sea estéticos o de bienestar, el hecho de moverte más en tu cotidianidad. Uno piensa en mejorar la salud o perder grasa y directamente se imagina sudando y esforzándose en un gimnasio. Pero lo cierto es que incrementar el NEAT es una llave hacia el cambio que muchas personas desconocen. En ocasiones recibo a pacientes en consulta a los que la principal recomendación que les doy tras escuchar su historia, contextos y necesidades es que se muevan más. Que caminen, que suban escaleras. Son pequeños los cambios que necesitamos hacer a nivel nutricional si de verdad se toman en serio este punto.

Como ya hemos adelantado, este aumento del NEAT no solo tiene efectos positivos en la quema de calorías, sino que también ofrece otros beneficios para la salud y el bienestar de la persona, como los siguientes:

1. **Mejora el metabolismo y la quema de calorías diarias.** El NEAT ayuda a regular nuestro metabolismo basal, que es la cantidad de calorías que nuestro cuerpo necesita por el mero hecho de existir, para mantener funciones básicas como la respiración, la circulación sanguínea y la regulación de la temperatura corporal mientras estamos en reposo. Algunos estudios han demostrado que simplemente el hecho de reemplazar el tiempo sentado con estar de pie durante periodos prolongados puede aumentar el gasto calórico diario de manera considerable.[63] Además, el aumento del NEAT contribuye a mantener un metabolismo activo y eficiente, lo que ayuda a quemar más calorías a lo largo del día incluso cuando no se está haciendo ejercicio como tal. ¡Imagínate! ¡Quemar calorías mientras ves tu serie favorita!

   Al margen de la broma, lo realmente atractivo de este enfoque es que no requiere dedicar tiempo exclusivo para el ejercicio o entrenamiento, sino que se integra de manera natural en la rutina diaria, mientras aumentamos la actividad física general y contribuimos a mejorar nuestra salud metabólica y cardiovascular. Y me parece atractivo no porque debas sustituir el entrenamiento por el aumento de tu actividad diaria, sino porque soy consciente de que empezar a entrenar y hacerlo de manera constante a lo largo del tiempo no es tarea sencilla para muchas personas que me estáis leyendo. No obstante, del ejercicio como tal hablaremos un poco más adelante.

2. **Reducción del sedentarismo y sus riesgos para la salud.** El sedentarismo, definido como periodos prolongados de

---

63. J. A. Levine *et al.*, «Interindividual variation in posture allocation. Possible role in human obesity», *Science*, 307(5709), 2005, pp. 584-586.

estar sentado o inactivo, se ha asociado a enfermedades cardiovasculares, diabetes tipo 2 y obesidad, como hemos visto en el capítulo anterior. Incrementar el NEAT ayuda a romper estos periodos de inactividad prolongada al obligarnos a realizar movimientos más frecuentes a lo largo del día. Esto no solo mejora la circulación sanguínea y la salud cardiovascular, sino que también reduce el riesgo general de desarrollar condiciones relacionadas con el estilo de vida sedentario. Y es que ya no es lo que nos aporta el hecho de movernos más, sino todos los riesgos de los que nos previene en una sociedad sedentaria como en la que vivimos.

3. **Impacto positivo en la energía y el bienestar general.** ¿Te has preguntado alguna vez por qué estás cansado sin apenas hacer nada? Yo sí me lo preguntaba en mi época más sedentaria. Vivía cansada, sin ganas de hacer nada en todo el día, más allá de mis responsabilidades familiares y laborales (que no es poca cosa, ojo). Pensar en moverme más o en hacer ejercicio me suponía un agobio tremendo, me daba muchísima pereza. No tenía energía, lo veía imposible. ¿Cómo conseguí cambiar esta dinámica? Empezando a moverme. Yo misma me extrañaba comprobando que la actividad física, en lugar de agotarme, me recargaba de energía y vitalidad. Mi jornada tenía otra luz, otra energía. Sentía que podía con más, que me apetecía hacer otras actividades, que tenía más claridad mental y que mi estado anímico mejoraba cada día.

Moverse más a lo largo del día, incluso en pequeñas cantidades, puede generar en tu bienestar emocional y en tus niveles de energía un impacto superpotente. La actividad física regular, incluido el NEAT, ha demostrado estimular la liberación de endorfinas, esos neurotransmisores que mejoran el estado de ánimo y reducen el estrés. Además, mantener un nivel activo del NEAT puede mejorar la calidad del sueño, aumentar la concentración e incrementar la sensación de bienestar general. Estos beneficios se traducen en una mejor calidad de vida y una mayor capacidad para afrontar las responsabilidades diarias con una actitud positiva y enérgica.

En conjunto, los beneficios de incrementar el NEAT van más allá de simplemente quemar calorías adicionales. Ayuda a mantener un metabolismo saludable, reduce el riesgo de enfermedades asociadas con el sedentarismo y mejora el bienestar emocional y físico en general. ¡Son todo ventajas!

12.4. Integrando el NEAT en tu rutina diaria

Consejos prácticos para aumentar el NEAT

1. **Establecer objetivos de pasos diarios.** Utiliza un podómetro, un reloj deportivo o una aplicación de seguimiento de actividad física para establecer objetivos realistas de pasos diarios. Empieza con un objetivo alcanzable y aumenta gradualmente a medida que vas desarrollando el hábito de caminar más. Agudiza tu ingenio buscando nuevas formas de sumar más pasos cada día. Encárgate a partir de ahora de bajar siempre la basura y no vayas al contenedor más próximo a tu casa; demuéstrale a tu mascota lo que la quieres sacándola cada día a pasear; ofrécete en la oficina para salir a recibir los paquetes o recoger los impresos de la fotocopiadora. Utiliza las escaleras siempre que puedas y sé el revolucionario que utiliza las escaleras normales saliendo del metro o en el centro comercial, mientras to-

dos hacen cola para subir por las mecánicas. Pasea por el andén o la parada del autobús mientras esperas; vete a hacer los recados caminando, acompañada de tu carro de la compra o una mochila si te resulta más cómodo. ¿Se te ocurre alguna idea más?

2. Usa *standing desks*. Si tienes la posibilidad, trata de utilizar escritorios de pie ajustables o incluso crear una estación de trabajo improvisada en la cocina o el salón para alternar entre estar de pie y sentarte mientras trabajas. Esto no solo te ayudará a aumentar tu gasto energético por el hecho de mantenerte de pie, sino que además potenciará tu productividad y evitará problemas posturales generados por pasar tantas horas sentado.

3. **Hacer descansos activos.** Programa pausas cortas durante el trabajo o el estudio para levantarte, estirarte, caminar por la oficina o realizar algunos ejercicios simples como flexiones o sentadillas. Esto, al igual que en el caso de los escritorios ajustables en altura, no solo aumenta el NEAT, sino que también puede mejorar la concentración y la productividad. Es lo que se conoce como el método Pomodoro, donde se busca la mayor concentración y productividad programando los descansos. En este caso incluiremos actividad en esos descansos, lo cual será doblemente beneficioso.

4. **Optar por ocio activo.** Elige actividades para tu tiempo libre que requieran movimiento, como jugar con los niños, bailar mientras limpias o sacar a pasear a tus mascotas. Intenta ser el Pepito Grillo de tu grupo de amigos, animándolos a combinar las tapas y cervezas del fin de semana con rutas de senderismo por la montaña o visitas culturales por la ciudad. No se trata de cambiar todo tu ocio de manera radical, sino de ser consciente de que, aunque la sociedad y el entorno nos empuje hacia opciones más sedentarias, te-

nemos a nuestro alcance muchas alternativas que implican movimiento y, con ello, mejoran nuestra salud.

Creación de un ambiente que fomente el NEAT

Cuando hablábamos de alimentación, abordábamos la necesidad de generar entornos controlados donde comer sano se presentase de manera sencilla y accesible. Para movernos más es necesario hacer lo mismo. Si nuestro entorno no favorece el movimiento, podemos hacer cambios en él para que lo promueva.

1. **Reorganiza tu espacio de trabajo.** Coloca la impresora o la papelera lejos del escritorio para tener que levantarte más veces a lo largo de la jornada. Ve a la impresora con cada documento que lances a imprimir, no esperes a acumular varios. Organiza el espacio para que sea fácil moverse de un lugar a otro y busca oportunidades para caminar o moverte más. Ofrécete a tus compañeros para hacer determinados recados, acude al cuarto de baño más alejado a tu puesto de trabajo, toma tu *snack* mientras caminas por los alrededores...
2. **Crea zonas de actividad en casa.** Diseña áreas específicas en casa para actividades físicas, como una esquina para hacer estiramientos o un área abierta para hacer ejercicios de cuerpo completo. Esto te puede servir como recordatorio visual para integrar más movimiento en la rutina diaria. Si cada vez que tienes que moverte debes montar todo, es probable que no lo hagas.
3. **Incorpora muebles activos.** Utiliza muebles que promuevan el movimiento, como pelotas de ejercicio en lugar de sillas tradicionales, o coloca una cinta de correr o una bicicleta estática cerca de la zona donde ves la televisión para realizar ambas actividades a la vez.

Ejemplos de pacientes que han transformado su vida incorporando más NEAT

María, una madre con poco tiempo, empezó a llevar a sus hijos al colegio caminando en lugar de en coche, lo que no solo incrementó su NEAT diario, sino que también le regaló tiempo de calidad con sus hijos. Obtuvo una doble gratificación: la de sentirse bien por moverse más y la de disfrutar de sus pequeños en lugar de ir deprisa y sin tiempo para hablar de sus inquietudes del día a día. Ahora asocia ese nuevo hábito de salud con un momento bonito en familia, por lo que es más fácil que siga haciéndolo a lo largo del tiempo.

Diego, que trabaja alrededor de nueve horas en una oficina, instaló un escritorio elevable en su espacio de trabajo para permanecer de pie, con la autorización de su superior directo, y empezó a realizar reuniones mientras se movía en lugar de estar sentado. Según él, los beneficios no solo se produjeron a nivel de salud física y aumento del consumo energético, sino que también los percibió en forma de un aumento de su creatividad y concentración.

Carmen, ya jubilada, decidió incorporar un paseo matutino a su rutina diaria para después iniciar sus tareas domésticas, lo que la ayudó a mantenerse en forma y enérgica a lo largo del día. Además, ha mejorado su descanso, se siente mucho más feliz y con ganas de hacer cosas.

Estos ejemplos reales de mi consulta demuestran cómo pequeños cambios en la rutina diaria tienen un gran impacto en la cantidad total de actividad física realizada y, por lo tanto, en la mejora de la salud y el bienestar general.

Es crucial reconocer que, en nuestra búsqueda por mejorar nuestra salud y controlar nuestro peso, a menudo nos centramos intensamente en la dieta y el ejercicio como tal, dejando de lado la importancia del NEAT. Nos olvidamos de que estamos diseñados para movernos y que el sedentarismo es una anomalía de los tiempos modernos. Integrar más NEAT en nuestra vida diaria no solo complementa nuestros esfuerzos en el gimnasio o en la cocina, sino que también representa un retorno a nuestra naturaleza inherente de actividad física constante.

Es tiempo de valorar todas las formas de movimiento y reconocer que cada pequeño paso cuenta. Todo suma. Al priorizar la integración de más NEAT en nuestras rutinas diarias, no solo maximizamos nuestros esfuerzos para mejorar la salud y perder grasa de manera sostenible, sino que también cultivamos un estilo de vida activo que es esencial para nuestro bienestar a largo plazo.

Te invito a dar el primer paso hoy mismo. Empieza a ser consciente de las oportunidades para moverte más durante el día: camina en lugar de conducir o aparca más lejos, elige las escaleras en lugar del ascensor, y encuentra maneras creativas de mantener el cuerpo en movimiento incluso en situaciones cotidianas. Al hacerlo, no solo mejorarás tu salud física y mental, sino que también estarás honrando la necesidad innata de movimiento que todos compartimos como seres humanos.

En última instancia, integrar más NEAT no solo es una estrategia efectiva para alcanzar tus metas de salud y bienestar, sino que también es un recordatorio de que nuestro cuerpo fue diseñado para moverse, y es en el movimiento constante donde encontramos la verdadera vitalidad y salud duradera.

13
El eterno debate: ¿cardio o fuerza?

En el mundo del fitness y la salud física, existe un debate perpetuo sobre qué forma de ejercicio es superior: el cardio o el entrenamiento de fuerza. Algunos defienden la quema de calorías y la mejora cardiovascular del cardio, mientras que otros elogian los beneficios de la fuerza para adquirir músculo y fortaleza. Sin embargo, más allá de elegir uno u otro, es necesario comprender que ambos tipos de ejercicio desempeñan papeles complementarios e igualmente importantes en un enfoque holístico de la salud y la forma física.

La clave radica en la integración equilibrada de ambos en nuestra rutina de ejercicio. Esto no solo optimiza los resultados físicos, sino que ayuda a lograr un bienestar general que va más allá de la estética. Desde mejorar la salud cardiovascular hasta fortalecer huesos y músculos, la combinación de cardio y fuerza te proporciona una base sólida para lograr un buen estado de forma.

13.1. Beneficios del cardio

El ejercicio cardiovascular, conocido comúnmente como *cardio*, abarca una amplia gama de actividades que elevan la frecuencia cardiaca y mejoran la capacidad respiratoria. Sus beneficios van más allá de simplemente quemar calorías durante la sesión de entrenamiento. Estos son algunos de los beneficios clave del cardio:

1. **Mejora la salud cardiovascular y respiratoria.** El cardio fortalece el corazón y los pulmones, y así mejora la eficiencia con la que transportan oxígeno por todo el cuerpo. Esto ayuda a reducir el riesgo de enfermedades cardiacas y respiratorias, así como a aumentar la resistencia física.[64]
2. **Quema de calorías y pérdida de peso.** Una sesión de cardio efectiva puede quemar una cantidad significativa de calorías, lo que es crucial para quienes buscan perder peso o mantenerse en un rango saludable.[65]
3. **Reducción del estrés y mejora del estado de ánimo.** El cardio libera endorfinas, esos neurotransmisores que actúan como analgésicos naturales y mejoran el estado de ánimo. Esta liberación de endorfinas no solo ayuda a reducir el estrés y la ansiedad, sino que también puede combatir la depresión leve a moderada, ya que proporciona un impulso emocional positivo después de cada sesión de ejercicio.[66] Es lo que yo llamo *el chupito de endorfinas*. Esa sensación de euforia cuando terminas una sesión intensa de ejercicio.

---

64. American Heart Association, «Physical activity and cardiovascular health», sin fecha, <https://www.heart.org/en/healthy-living/fitness/fitness-basics/physical-activity-and-your-heart>.
65. Donnelly, *op. cit.*
66. Craft, *op. cit.*

13.2. Beneficios del entrenamiento de fuerza

El entrenamiento de fuerza, también conocido como *entrenamiento de resistencia* o *musculación,* es una parte fundamental de cualquier programa de ejercicio completo. Estos son algunos de sus beneficios clave:[67]

1. **Aumento de la masa muscular.** El entrenamiento de fuerza consiste en trabajar contra una resistencia, ya sea utilizando pesas, máquinas, bandas elásticas o el propio peso corporal. Este tipo de ejercicio provoca microlesiones en las fibras musculares, que luego se reparan y aumentan de tamaño contribuyendo al desarrollo de masa muscular.
2. **Mejora la densidad ósea y prevención de osteoporosis.** El entrenamiento de fuerza no solo fortalece los músculos, sino también los huesos. Al someter los huesos a tensiones y resistencias adicionales, se estimula la formación de nuevo tejido óseo aumentando así la densidad ósea. Esto es crucial para la prevención de enfermedades como la osteoporosis, que tiene una mayor incidencia a medida que envejecemos.
3. **Aumento del metabolismo basal y efectos a largo plazo en la quema de calorías.** A diferencia del cardio, el entrenamiento de fuerza no solo quema calorías durante la sesión de ejercicio, sino que también tiene efectos metabólicos a largo plazo. A medida que aumenta la masa muscular, el metabolismo basal (la cantidad de calorías que el cuerpo quema en reposo) también aumenta. Esto significa que,

---

67. American College of Sports Medicine, «American College of Sports Medicine position stand. Quantity and quality of exercise for developing and maintaining cardiorespiratory, musculoskeletal, and neuromotor fitness in apparently healthy adults. Guidance for prescribing exercise», *Medicine & Science in Sports & Exercise,* 41(3), 2018, pp. 687-708.

incluso cuando te encuentras en reposo, tu cuerpo está quemando más calorías que antes de comenzar el entrenamiento de fuerza, lo que puede facilitar la pérdida de peso y el mantenimiento de un peso saludable.

13.3. Integración en tu rutina de ejercicio

No es un secreto que tanto el cardio como el entrenamiento de fuerza ofrecen beneficios únicos y complementarios para la salud física y el bienestar general. No podemos decir que uno sea superior al otro. La mejor opción será la de combinar ambos a través de estrategias para integrarlos de manera efectiva en una rutina semanal equilibrada.

Ambos tienen la capacidad de impactar en diferentes aspectos del cuerpo y la salud. Mientras el cardio mejora la salud cardiovascular, quema calorías y eleva el estado de ánimo, el entrenamiento de fuerza fortalece los músculos, mejora la densidad ósea y aumenta el metabolismo basal.

Su combinación puede potenciar los resultados de pérdida de peso y mejora de la calidad y cantidad muscular. Mientras el cardio ayuda a quemar grasa y calorías durante el ejercicio, el entrenamiento de fuerza contribuye a aumentar la masa muscular, lo que a su vez puede acelerar el metabolismo y promover una mayor quema de calorías a largo plazo.

Integrar ambos tipos de ejercicio mejora tu capacidad atlética y funcional. La resistencia cardiovascular adquirida a través del cardio puede mejorar tu resistencia durante las sesiones de entrenamiento de fuerza, permitiéndote realizar más repeticiones con pesos adecuados. A su vez, la fuerza ganada a través del entrenamiento de fuerza puede mejorar tu rendimiento en actividades cardiovasculares como correr, nadar o ir en bici. Ambos tipos de entrenamiento se retroalimentan.

¿Cómo puedo integrarlos?

1. **Planificación semanal.** Dedica días específicos a cada tipo de ejercicio. Por ejemplo, puedes alternar días de entrenamiento cardiovascular con días de entrenamiento de fuerza o incluso combinar ambos en la misma sesión, dependiendo de tus objetivos, disponibilidad de tiempo y preferencias.
2. **Sesiones combinadas.** Realiza circuitos que incluyan tanto ejercicios de cardio (como correr, saltar la cuerda o hacer *burpees*) como ejercicios de fuerza (como sentadillas, flexiones o levantamiento de pesas). Esto no solo optimiza el tiempo de entrenamiento, sino que también ofrece una variedad de estímulos para el cuerpo. Existen actividades dirigidas, como sesiones de entrenamiento funcional o *crosstraining,* que basan su éxito en la combinación de ambos tipos de entrenamiento.
3. **Enfoque en la variedad.** No te limites a un solo tipo de ejercicio cardiovascular o de fuerza. Experimenta con diferentes modalidades y métodos de entrenamiento para mantener el interés y darle diferentes estímulos a tu cuerpo.
4. **Escucha a tu cuerpo.** Asegúrate de incluir días de descanso y recuperación en tu rutina semanal. El descanso forma parte del entrenamiento, ya que permite que los músculos se reparen y crezcan después del entrenamiento, maximizando así los beneficios de tu esfuerzo.

13.4. Entrenar con un objetivo

Teniendo en cuenta que nuestro tiempo es limitado y que la mayoría de nosotros debemos hacer auténticos encajes de bolillos para lograr destinar un tiempo concreto de nuestro día a hacer ejercicio, es totalmente entendible que nos preguntemos qué tipo de ejercicio será aquel que nos ayude a lograr nuestros objetivos personales. Por eso vamos a ver cómo cada tipo de ejercicio puede contribuir a diferentes objetivos.

Pérdida de grasa

- **Cardio.** Es conocido por su capacidad para quemar calorías de manera efectiva durante la actividad física. Si tu principal objetivo es perder peso, el cardio puede ser una herramienta inestimable. Actividades como correr, nadar o ir en bici te van a ayudar a crear un déficit calórico, esencial para la pérdida de peso cuando se combina con una dieta saludable y planificada para dicho objetivo.
- **Entrenamiento de fuerza.** Aunque el entrenamiento de fuerza no quema tantas calorías durante la sesión como el cardio, también es muy importante en la pérdida de peso a largo plazo. Aumentar la masa muscular a través del entrenamiento de fuerza acelera tu metabolismo basal, lo que hace que quemes más calorías en reposo. Y esto se verá reflejado en una pérdida de grasa a largo plazo, a través de una recomposición corporal, que no tiene por qué ser demasiado evidente en la báscula, pero sí en tus medidas corporales.

Ganancia de masa muscular

- **Entrenamiento de fuerza.** Es indispensable para aquellos que buscan aumentar la masa muscular y mejorar la definición corporal. Al someter a los músculos a estímulos exigentes con resistencia, ya sea usando pesas, máquinas o el peso corporal, se estimula el crecimiento y la reparación de las fibras musculares. Para maximizar el crecimiento mus-

cular, es importante seguir una planificación estructurada que incluya ejercicios específicos y aumente gradualmente la resistencia para generar la hipertrofia muscular.
- **Cardio.** Aunque el cardio puede ser útil para mejorar la salud cardiovascular y quemar grasa, en exceso puede interferir con el proceso de ganancia muscular si no se controla adecuadamente. Necesitamos que los músculos se recuperen y crezcan, por lo que sesiones muy demandantes de cardio pueden generar interferencias poco recomendables.

Mejora del rendimiento deportivo

- **Cardio.** Mejora la resistencia cardiovascular y la capacidad aeróbica, beneficiosas para deportes de resistencia como correr, nadar o ciclismo. El cardio también puede mejorar la capacidad pulmonar y la eficiencia del corazón, permitiéndote trabajar a una intensidad más alta durante periodos de tiempo más largos.
- **Entrenamiento de fuerza.** Mejora la fuerza, la potencia y la estabilidad muscular, fundamentales para deportes que requieren explosividad, como el levantamiento de pesas, el fútbol o el baloncesto. Fortalecer los músculos específicos utilizados en tu sesión de ejercicio puede mejorar el rendimiento general y reducir el riesgo de lesiones.

A tener en cuenta

- **Personalización.** La elección entre cardio y entrenamiento de fuerza debe adaptarse a tus necesidades individuales y metas específicas. Puedes combinar ambos tipos de ejercicio de manera estratégica dentro de tu rutina semanal para maximizar los beneficios y lograr resultados óptimos.

- **Equilibrio y variedad.** Mantener un equilibrio entre cardio y entrenamiento de fuerza es crucial para un desarrollo físico integral y para evitar el estancamiento. Experimenta con diferentes modalidades y ajusta tu planificación según tu progreso y respuesta personal.

Cada persona es única, con diferentes metas, preferencias y niveles de condición física. Por lo tanto, te invito a experimentar con diferentes formas de ejercicio y descubrir qué combinación resuena mejor con tus objetivos y estilo de vida. Puede ser útil probar diferentes tipos de cardio (como correr, nadar, ciclismo) y variedades de entrenamiento de fuerza (con pesas, máquinas, o ejercicios corporales) para encontrar la combinación perfecta que no solo produzca resultados físicos, sino que también disfrutes y seas capaz de integrar en tu día a día.

En última instancia, el ejercicio físico no se trata solo de conseguir transformaciones externas; también es un camino hacia una mejor salud y calidad de vida en general.

Siempre que lo necesites, al igual que en materia de nutrición, recuerda consultar con profesionales de la salud, como médicos deportivos, fisioterapeutas y entrenadores certificados. Estos expertos pueden evaluar tu estado físico actual, ayudarte a establecer objetivos realistas y diseñar un plan de ejercicio seguro y efectivo que se adapte a tus necesidades individuales. Su orientación no solo puede prevenir lesiones, sino también optimizar tus resultados y maximizar los beneficios para tu salud a largo plazo.

Se trata de una inversión esencial en tu salud. Más allá de los beneficios físicos evidentes, como mejorar la fuerza, la resistencia y la flexibilidad, el ejercicio regular también te va a proporcionar salud mental y emocional. Te ayudará a reducir el estrés y mejorar el estado de ánimo, algo que no tiene precio.

A mí el ejercicio me empodera para vivir una vida más plena y satisfactoria, refuerza mi autoestima y me recarga las pilas cuando más lo necesito. Sin duda, es uno de los motores que hacen que siga adelante. Y no habrá mayor recompensa por mi trabajo que saber que la lectura de estas líneas te ha motivado para empezar a moverte más y a entrenar.

Recuerda siempre escuchar a tu cuerpo, ajustar tu rutina según sea necesario y celebrar cada pequeño logro en el camino hacia una mejor versión de ti mismo. Eres capaz de hacerlo; lo sé porque yo jamás me vi capaz y ahora no podría vivir sin ello.

14
Relación con el ejercicio

14.1. ¿Qué significa el ejercicio para mí?

Yo, que no corría ni aunque me persiguiera alguien, que creía que lo de hacer ejercicio y superarse estaba reservado para ciertas personas, pero nunca para mí, me puse las zapatillas un buen día hace ya seis años y, con no demasiada confianza en mí misma, empecé a dar una zancada detrás de la otra. Con el paso de los días y las semanas, vinieron las mejoras y con ellas los objetivos. Es imposible describir la sensación de ir superando todas esas barreras, de cruzar las metas que me proponía, de hacerlo cada vez mejor y disfrutándolo más. Esa sensación suponía tal chute de confianza en mí misma que se convirtió en la mejor medicina para mi autoestima. Yo, que pensaba que la autoestima estaba estrechamente ligada con mi apariencia física, con una imagen reflejada en un espejo. ¡Qué ignorante!

Siempre digo lo mismo: si hubiese empezado a correr con el único propósito de adelgazar, no habría estado tantos años enganchada a este ejercicio. A mí lo que me daba la vida y me hacía sentir poderosa era saber que yo también podía hacerlo.

He cambiado el running por el crossfit, pero la sensación es exactamente la misma. Con la diferencia de que este nuevo ejercicio lo he afrontado con mucha más confianza en mis capacidades. No en mis capacidades atléticas, sino en mis capacidades de esfuerzo, de disciplina, de superación y, la más importante de todas, de disfrute. Me divierto como una enana, vuelvo a jugar como cuando era pequeña. Descubro mi cuerpo y su poder. ¡Si hasta hice el pino por primera vez en mi vida con treinta y cinco años! Cada día que voy al box, se convierte en una nueva oportunidad para sorprenderme a mí misma.

Ambos ejercicios han cambiado mi cuerpo de diferentes maneras. Este se adapta en función de los entrenamientos y estímulos que se le den para desarrollar esas capacidades que te permiten progresar. Con el running mi cuerpo era más delgado y menos musculado. En cambio, con el crossfit he ganado masa muscular y, con ello, peso en la báscula. Si mi autoestima dependiera de estos cambios físicos, me perdería el auténtico poder que tiene el ejercicio para hacer que valoremos nuestro cuerpo como realmente se merece.

Corriendo me sentía poderosa, rápida, libre. Amaba que mis piernas y mi corazón ganaran resistencia semana a semana. Que eso que al principio me dejaba sin aliento ahora me resultase hasta fácil y disfrutón. Me sentía ligera, ágil, ¡volaba! ¡Qué sensación tan increíble!

Ahora con el crossfit me siento fuerte, muy fuerte. Noto que cada vez soy más completa como atleta. Veo que mi día a día es más fácil por todas las habilidades que he desarrollado. Tengo más confianza en mí misma en otras áreas de mi vida, puesto que me he demostrado, en un ejercicio que incluye muchas disciplinas y que requiere años de aprendizaje y perfeccionamiento, que puedo proponerme retos y lograrlos a base de trabajo y mucha diversión.

¿Quién le iba a decir a la Isabel de veinte años que no solo acabaría disfrutando del ejercicio, sino que eso mismo le serviría para aprender a quererse bien?

El ejercicio intenso es exigente a nivel mental. La mayoría de nosotros jamás competimos contra otros atletas, ya sabemos que no vamos a ganar una competición o una medalla, partimos sin esa presión. Pero muchos días nos enfrentamos a entrenamientos que llevan a nuestro cuerpo a experimentar sensaciones incómodas debidas al gran esfuerzo que supone. Hay días en que la mente se rebela, que te dice que no puedes, que pares. A veces le haces caso, pero muchas otras, la mayoría diría yo, peleas y la convences para seguir, aunque sea un poquito más. Eso, aunque no lo creas, es un entrenamiento para tu mente, para entender que puedes superarte, que hay margen de mejora, que eres más fuerte que ayer. Y eso te sirve para otros ámbitos de tu vida: personal, laboral, familiar.

Además, cuando entreno, encuentro ese momento solo para mí. Me centro en mis sensaciones físicas, en mi respiración, en mis pensamientos. En ese momento solo soy yo, para mí. Desconecto radicalmente del resto de la vida y de las responsabilidades que me esperan cuando vuelva al mundo exterior. Y esto ¡es tan necesario! Encontrarme en ese espacio de calma en medio del caos diario me ha salvado y me sigue salvando. Siento que hasta que empecé a hacer ejercicio vivía completamente desconectada de mi propio cuerpo. No lo conocía, no conocía sus capacidades. No me paraba a darle lo que necesitaba.

Después de muchos años odiando mi cuerpo por cómo me veía frente al espejo, el deporte me abrió los ojos y me enseñó lo valioso que es. Tengo un corazón fuerte que reparte la sangre por mi cuerpo para que pueda moverse, saltar, levantar peso, hacer *burpees,* correr y, con ello, llenarme de vida. Hay muchas personas que querrían y no pueden. Yo puedo y lo aprovecho, lo disfruto y doy gracias de que así sea.

Muchísimos de nosotros hemos empezado en el mundo del ejercicio con el propósito de perder peso, eso es un hecho incontestable. Cuando inicié mi cambio de hábitos, empecé a hacer ejercicio meses después buscando un estímulo distinto para que mi cuerpo siguiera cambiando tanto por salud como por estética. Y lo hizo, ¡vaya que si lo hizo! Pero ¿crees que eso es suficiente para seguir? Ya te digo yo que no.

A pesar de los beneficios bien documentados del ejercicio físico, muchas personas lo perciben como una obligación tediosa y desagradable. Esta percepción puede estar influenciada por experiencias negativas pasadas, falta de motivación o simplemente por no haber encontrado una actividad que realmente disfruten. En este capítulo quiero intentar que cambies esa percepción, transformando la idea del ejercicio de una tarea obligatoria a una actividad placentera y deseada, de un acto de castigo a un acto de amor propio.

14.2. El deporte como estilo de vida

Definición del deporte y su diferencia con la actividad física

El deporte y la actividad física son términos que a menudo se utilizan indistintamente, pero tienen diferencias clave que vale la pena destacar.

Con actividad física nos referimos a cualquier movimiento corporal producido por los músculos esqueléticos que requiere gasto de energía. Es decir, a actividades cotidianas como caminar, subir escaleras, hacer labores domésticas y bailar. La actividad física abarca una amplia gama de movimientos que no necesariamente están estructurados u organizados.

El deporte, por otro lado, es una forma más estructurada y organizada de actividad física. Los deportes suelen implicar reglas específicas, competición, y a menudo se practican con un objetivo de mejora personal o de rendimiento. Ejemplos de deportes son el fútbol, baloncesto, natación, tenis, atletismo, entre muchos otros. El deporte no solo implica el aspecto físico del movimiento, sino también una componente mental y social, ya que a menudo se juega en equipo y requiere estrategias y habilidades específicas.

Ejemplos de cómo el deporte puede integrarse en la rutina diaria

Integrar el deporte en la vida cotidiana no tiene por qué ser complicado. Estas son algunas estrategias prácticas:

1. **Establecer un horario regular.** Asigna tiempos específicos en tu agenda para practicar deporte, como las mañanas antes del trabajo o las tardes después de las clases.
2. **Elegir ejercicios que disfrutes.** Encuentra actividades deportivas que realmente te gusten. Esto podría ser unirte a un equipo local de fútbol, clases de yoga, nadar en una piscina cercana o simplemente salir a correr en un parque.
3. **Combinar actividades sociales con ejercicio.** Invita a amigos o familiares a practicar deportes contigo. Organiza partidos de baloncesto, salidas en bicicleta o caminatas en grupo.
4. **Incorporar el ejercicio en el desplazamiento diario.** Si es posible, sustituye el uso del coche por caminar o ir en bicicleta al trabajo.
5. **Utilizar recursos comunitarios.** Aprovecha los centros

comunitarios, gimnasios locales y parques para practicar deporte. Muchos ofrecen clases gratuitas o de bajo coste.
6. **Participar en eventos deportivos.** Inscribirte en carreras locales, torneos o eventos deportivos puede ser una excelente manera de mantenerte motivado y comprometido.
7. **Hacer del ejercicio una actividad familiar.** Involucra a toda la familia en actividades como patinar, hacer senderismo o participar en deportes de equipo.

14.3. La motivación para hacer deporte

La motivación es un factor clave para mantener una rutina deportiva constante. Sin ella, es fácil abandonar los entrenamientos ante cualquier obstáculo o desánimo. Vamos a conocer diferentes estrategias para encontrar la motivación personal y la importancia de establecer objetivos realistas y alcanzables.

Tipos de motivación

Motivación intrínseca. La motivación intrínseca proviene de dentro de uno mismo. Es el deseo de realizar una actividad por el placer y satisfacción que proporciona, sin necesidad de recompensas externas. Las personas con motivación intrínseca para hacer deporte lo hacen porque disfrutan del ejercicio, les gusta el reto, o se sienten bien física y mentalmente después de entrenar.

Ejemplos de motivación intrínseca:

- Disfrutar de la sensación de logro tras completar un entrenamiento.
- Sentir satisfacción al mejorar habilidades deportivas.
- Experimentar el placer de estar activo y en movimiento.

- Gozar del bienestar mental y emocional que proporciona el ejercicio.

Motivación extrínseca. La motivación extrínseca, por otro lado, está impulsada por factores externos. Estas son recompensas o presiones externas que influyen en la decisión de participar en actividades deportivas. Las personas con motivación extrínseca pueden hacer deporte para recibir recompensas tangibles, como premios, o intangibles, como el reconocimiento social o la aprobación de otros.

Ejemplos de motivación extrínseca:

- Participar en competiciones deportivas para ganar trofeos o medallas.
- Hacer ejercicio para mejorar la apariencia física y recibir elogios.
- Entrenar porque un médico te lo recomendó para mejorar la salud.
- Participar en actividades deportivas debido a la presión social o familiar.

Estrategias para encontrar la motivación personal

Encontrar y mantener la motivación personal para hacer deporte puede ser un desafío complicado. La frase «Yo la dieta la llevo bien, pero lo de hacer deporte...» es un clásico en consulta. Por lo que te voy a proporcionar las estrategias básicas que facilito a los pacientes que lo necesitan:

1. **Identificar tus razones.** Reflexiona sobre por qué quieres hacer deporte. ¿Es para mejorar tu salud, reducir el estrés, socializar, o simplemente divertirte? Tener claro tu porqué puede ser una poderosa fuente de motivación. Encuentra

tu motivo poderoso, ese que te mueve, eso que anhelas realmente, por y para ti, no por y para los demás.
2. **Buscar actividades agradables.** Elige deportes o ejercicios que realmente disfrutes. Si odias correr, prueba con la natación, el ciclismo o el baile. La variedad también puede ayudar a mantener el interés. No existe el ejercicio perfecto, al igual que no existe la dieta perfecta. El ejercicio perfecto para ti será aquel que disfrutes y puedas mantener en el tiempo de manera constante como para ver sus beneficios.
3. **Establecer rutinas.** Crea un hábito regular para hacer deporte. Programa las sesiones de entrenamiento en tu calendario para no estar esperando a tener un hueco en el día a día. Es una actividad más, buena para ti, que debes hacer.
4. **Establecer metas y celebrar logros.** Define metas a corto y largo plazo. Alcanzar pequeños objetivos puede darte una sensación de logro y motivarte a seguir adelante, sin perder de vista tu gran objetivo a largo plazo.
5. **Encontrar un compañero de entrenamiento.** Hacer deporte con amigos o unirte a un grupo añade un elemento social y de apoyo, haciendo que la actividad sea más agradable.
6. **Visualización y autocompromiso.** Visualiza los beneficios y resultados que deseas alcanzar. Comprométete contigo mismo a mantener la constancia y no abandones.

14.4. La importancia de establecer metas realistas y alcanzables

Establecer objetivos realistas y alcanzables es fundamental para mantener la motivación a largo plazo. Seguro que te ha pasado o conoces a alguien que le ha pasado. Estás preocupado porque no te mueves, no haces nada de ejercicio y cada vez te sientes peor tanto con tu apariencia como con tus sensaciones físicas. Y decides dar un cambio radical. Te dices a ti mismo: «Hasta aquí hemos llegado». Y sales a correr o te apuntas al gimnasio. Te propones ir todos los días, mínimo una hora y media. Tu objetivo es entrenar con esa frecuencia durante mucho tiempo, perder peso rápido o lograr mejoras en el rendimiento en poco tiempo. Incluso te apuntas a una carrera que tendrá lugar dentro de tres semanas, sin haber corrido nunca en tu vida.

Por lo general, las metas proporcionan un sentido de dirección y propósito, pero deben cumplir unas condiciones para que realmente sean efectivas y te ayuden a llegar donde quieres estar, sin acabar con tu motivación y tu confianza por el camino. Deben ser específicas, medibles, alcanzables, relevantes y limitadas en el tiempo (SMART, por su sigla en inglés).

Por qué son importantes los objetivos realistas

- **Evitan la frustración.** Metas inalcanzables pueden llevar a la desmotivación y al abandono. Es crucial establecer objetivos que sean desafiantes pero alcanzables.
- **Proporcionan claridad y enfoque.** Los objetivos claros ayudan a enfocar los esfuerzos y medir el progreso.
- **Fomentan el compromiso.** Al alcanzar objetivos pequeños y realistas, se fortalece la confianza en uno mismo y el compromiso con el proceso.
- **Mantienen la motivación.** Los logros frecuentes, por pequeños que sean, refuerzan la motivación y el deseo de continuar.

Ejemplos de metas realistas:

- Correr tres kilómetros sin detenerme en ocho semanas.
- Acudir al gimnasio tres veces por semana durante el próximo mes.

- Perder dos kilos en las próximas seis semanas mediante una combinación de dieta y ejercicio.
- Aprender a nadar cincuenta metros estilo libre en seis semanas.

Al establecer objetivos realistas y alcanzables, y utilizar estrategias para encontrar la motivación personal, podrás desarrollar una relación positiva y sostenible con el ejercicio, convirtiéndolo en una parte integral y agradable de tu vida diaria, en lugar de un castigo que te aboque al abandono y la frustración.

14.5. Mitos y realidades del ejercicio

El ejercicio es una actividad que puede y debe ser disfrutada por personas de todas las edades y niveles de habilidad. Sin embargo, hay varios mitos y malentendidos que a menudo desalientan a la gente a participar en actividades deportivas. Vamos a analizar las ideas más comunes sobre el ejercicio y presentaremos la evidencia científica que respalda los beneficios del ejercicio para todos.

«El ejercicio es solo para los jóvenes».
- **Realidad:** el ejercicio es beneficioso para personas de todas las edades. De hecho, la actividad física regular es vital para mantener la salud y el bienestar a lo largo de toda la vida. Los adultos mayores pueden beneficiarse enormemente del ejercicio, mejorando su movilidad, fuerza y salud cardiovascular. Actividades como el yoga, el entrenamiento de fuerza con el propio peso corporal, la natación y el golf son ideales para las personas mayores.

«Necesitas tener condiciones innatas para disfrutar del ejercicio».

- **Realidad:** no es necesario ser un atleta profesional para disfrutar y beneficiarse del ejercicio. Hay una amplia gama de actividades deportivas que se adaptan a diferentes niveles de habilidad y condición física. Desde caminatas y ciclismo hasta clases de baile y natación, siempre hay una que se puede adaptar a tus capacidades.

«El ejercicio solo es útil si se practica de forma intensa».

- **Realidad:** aunque el ejercicio intenso tiene sus beneficios, incluso las actividades de intensidad moderada pueden tener un impacto positivo significativo en la salud. Caminar, la jardinería y subir escaleras son ejemplos de actividades moderadas que pueden mejorar la salud cardiovascular y general.

«El ejercicio es una pérdida de tiempo si no se ven resultados rápidos».

- **Realidad:** los beneficios del ejercicio a menudo se ven a largo plazo. Aunque los cambios físicos visibles pueden tardar en aparecer, los beneficios internos, como la mejora de la salud cardiovascular y el bienestar mental, comienzan mucho antes. La paciencia y la consistencia son clave para obtener los máximos beneficios del ejercicio.

«El ejercicio es peligroso y provoca lesiones».

- **Realidad:** si bien cualquier actividad física conlleva algún riesgo de lesión, estos riesgos se pueden minimizar con una preparación adecuada, calentamientos y el uso de técnicas correctas. Además, los beneficios de la actividad física superan con creces los riesgos. El fortalecimiento muscular y la mejora de la flexibilidad a través del ejercicio pueden, de hecho, reducir el riesgo de lesiones en la vida cotidiana.

14.6. Cómo elegir el ejercicio adecuado

Elegir el ejercicio adecuado es un proceso muy personal y a veces desafiante, pero encontrar la actividad correcta va a marcar una gran diferencia en tu motivación y disfrute. Por mucho que me veas como una loca practicando crossfit, jamás te diré que es el único ejercicio que te va a hacer disfrutar y que es para todo el mundo. Eso sería mentir. Y es que cada persona tiene sus gustos, preferencias, contexto vital, físico y social, por lo que cada una encontrará el disfrute en una forma u otra de movimiento.

Lo que sí que quiero es darte algunas claves y factores que debes considerar para que puedas elegir ese ejercicio que mejor se adapte a ti y a tus circunstancias.

Intereses personales

- **Gustos y preferencias.** Elige un ejercicio que realmente te guste o que siempre hayas querido probar. Si disfrutas de la naturaleza, podrías empezar con el senderismo o la bicicleta de montaña. Si prefieres actividades en equipo, el fútbol o el baloncesto pueden ser opciones ideales.
- **Aficiones previas.** Ten en cuenta tus aficiones y pasatiempos. Si te gusta la música y el ritmo, las clases de baile pueden ser perfectas para ti. Si eres competitivo, los deportes como el tenis o el pádel podrían satisfacer tus necesidades.

Estado físico actual

- **Nivel de condición física.** Evalúa tu condición física antes de empezar. Si eres principiante, comienza con actividades de baja intensidad como caminar, yoga o natación. A medida que aumentes tu resistencia y fuerza, puedes probar ejercicios más exigentes.

- **Limitaciones físicas.** Si tienes alguna lesión o condición médica, consulta con un profesional de la salud para elegir un ejercicio adecuado y seguro para ti.

Disponibilidad de tiempo

- **Horario personal.** Analiza cuánto tiempo puedes dedicar al ejercicio. Algunas actividades requieren más tiempo y compromiso que otras. Si tienes un horario ajustado, el running o el entrenamiento en el gimnasio pueden ser más prácticos.
- **Frecuencia.** Decide cuántas veces a la semana puedes entrenar. Establece un horario realista que puedas mantener a largo plazo.

Recursos disponibles

- **Equipamiento y facilidades.** Algunos ejercicios requieren equipamiento especializado o acceso a instalaciones específicas. Asegúrate de que tienes lo necesario o que puedes acceder a ello fácilmente.
- **Coste.** Ten en cuenta los costes asociados, como mensualidades de gimnasios, clases o equipación deportiva. Elige una opción que se ajuste a tu presupuesto.

14.7. Ejercicio para adelgazar. ¡Qué castigo!

La pérdida de peso es uno de los motivos más comunes por los que muchas personas deciden empezar a hacer ejercicio. Sin embargo, cuando este se ve únicamente como un medio para adelgazar, a menudo se asocia con la idea de castigo o una tarea desagradable que debe soportarse.

El ejercicio puede ser una herramienta eficaz para la pérdida de peso porque ayuda a quemar calorías, aumentar el metabolismo y desarrollar masa muscular, lo que a su vez puede mejorar la composición corporal. Sin embargo, es importante recordar que no es la única pieza del rompecabezas; una alimentación equilibrada y otros factores de estilo de vida también juegan un papel crucial.

El problema surge cuando asociamos el ejercicio con el sufrimiento y la obligación, especialmente cuando se trata de perder peso. Esta mentalidad puede venir de experiencias negativas pasadas, expectativas poco realistas o simplemente una falta de disfrute en la actividad física.

EJEMPLOS DE ESTA MENTALIDAD

- Ver el ejercicio como un castigo por haber comido algo «malo».
- Sentir que se necesita compensar cada caloría consumida con ejercicio.
- Realizar entrenamientos que no se disfrutan porque se cree que son los más efectivos para quemar calorías.

Cómo cambiar la percepción: ver el ejercicio como un aliado, no un enemigo

Cambiar la forma en que se percibe el ejercicio puede transformar la experiencia y hacer que la actividad física sea algo positivo y sostenible. Estas son algunas estrategias para lograrlo:

1. **Encuentra actividades que disfrutes**
   - Experimenta con diferentes deportes y ejercicios hasta encontrar uno que realmente disfrutes. Puede ser bailar, nadar, ir en bicicleta, hacer yoga. El disfrute es clave para la sostenibilidad. No elijas el ejercicio de moda ni aquel que te han dicho que es «el mejor para perder peso».
2. **Establece objetivos no relacionados con el peso**
   - En lugar de enfocarte únicamente en la pérdida de peso, establece objetivos relacionados con el rendimiento o la habilidad, como correr una cierta distancia, mejorar tu tiempo en una carrera o aprender una nueva habilidad.
3. **Cambia el enfoque mental**
   - En lugar de ver el ejercicio como un medio para quemar calorías, considéralo una forma de cuidar tu cuerpo y tu mente. Enfócate en cómo te hace sentir más fuerte, más energético y más feliz. Céntrate en esas sensaciones, poténcialas y dales su valor.
4. **Haz del ejercicio una actividad social**
   - Participa en actividades físicas con amigos o familiares para que el ejercicio sea más divertido y no una tarea solitaria. Únete a equipos deportivos o actividades colectivas.
5. **Practica la gratitud y el autoelogio**
   - Agradece a tu cuerpo lo que puede hacer y celebra los pequeños logros a lo largo del camino. El autoelogio puede mejorar tu relación con el ejercicio y aumentar tu motivación.

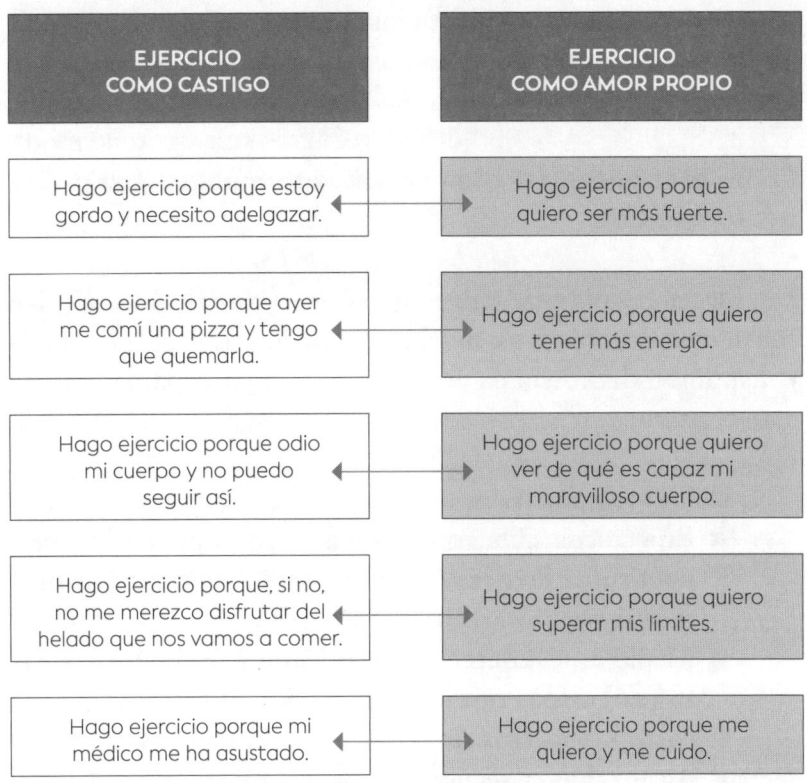

Hago ejercicio porque puedo
y tengo un cuerpo muy válido
que puede hacer esto y mucho más.

14.8. Crear un plan de acción personal

El éxito en cualquier objetivo relacionado con el ejercicio, ya sea mejorar la condición física, perder peso o simplemente disfrutar de la actividad física, depende en gran medida de un plan de acción bien estructurado.

A continuación te cuento cómo establecer un plan de entrenamiento personalizado, consejos para mantener la constancia y evitar el abandono, y la importancia de la progresión y el disfrute en el ejercicio.

Cómo establecer un plan de entrenamiento personalizado

Establecer un plan de entrenamiento personalizado implica considerar tus objetivos, nivel de condición física, preferencias y disponibilidad. Esta es una guía paso a paso para crear un plan efectivo:

1. Definir tus objetivos
   - **Específicos.** ¿Qué quieres lograr con tu plan de entrenamiento? Perder peso, ganar masa muscular, mejorar tu resistencia cardiovascular...
   - **Medibles.** Establece métricas claras para poder evaluar tu progreso. Por ejemplo, perder cinco kilos, correr cinco kilómetros sin parar, levantar un cierto peso.
   - **Alcanzables.** Asegúrate de que tus objetivos sean realistas dadas tus circunstancias y nivel actual de condición física.
   - **Relevantes.** Tus objetivos deben ser importantes para ti y estar alineados con tus valores y motivaciones.
   - **Tiempo definido.** Establece un plazo para alcanzar tus objetivos. Por ejemplo, en tres meses o en seis.

2. Evaluar tu condición física actual
   - Realiza una autoevaluación de tu estado físico. Puedes incluir pruebas de resistencia, fuerza, flexibilidad y equilibrio.
   - Considera realizar una consulta con un profesional de

la salud o un entrenador personal para una evaluación más precisa.

3. **Diseñar tu plan de entrenamiento**
   - **Variedad de actividades.** Realiza una combinación de ejercicios cardiovasculares, de fuerza, flexibilidad y equilibrio para un enfoque integral.
   - **Frecuencia.** Determina cuántos días a la semana vas a entrenar. Un buen punto de partida puede ser 3-5 días a la semana.
   - **Duración.** Establece la duración de cada sesión de entrenamiento. Esto puede variar según tu nivel de condición física y tus objetivos.
   - **Intensidad.** Ajusta la intensidad de los entrenamientos para que sean desafiantes pero manejables. Utiliza la escala de percepción de esfuerzo o controla tu frecuencia cardiaca.

La escala de percepción de esfuerzo o RPE es una herramienta que puedes emplear para monitorizar la intensidad de tu entrenamiento, independientemente de la disciplina.

TABLA RPE

ESCALA RPE	Percepción subjetiva de esfuerzo/intensidad
10	Actividad de esfuerzo máximo: casi imposible de seguir con la actividad. Completamente sin aliento. Incapaz de hablar.
9	Actividad muy dura: muy difícil de mantener la intensidad del ejercicio. Apenas puede respirar. Decir solo unas pocas palabras.

ESCALA RPE	Percepción subjetiva de esfuerzo/intensidad
7-8	Actividad vigorosa: falta de aliento. Puede decir una frase.
4-6	Actividad moderada: respiración pesada, puede mantener una conversación corta. Actividad todavía algo cómoda, pero cada vez más desafiante.
2-3	Actividad ligera: se siente como si pudiera realizar la actividad durante horas. Fácil de respirar y mantener una conversación.
1	Actividad muy ligera: casi ningún esfuerzo.

4. Programación y registro
- Crea un calendario de entrenamiento mensual o semanal.
- Lleva un registro de tus entrenamientos, anotando los ejercicios realizados, la duración, la intensidad y cómo te sentiste.

Consejos para mantener la constancia y evitar el abandono

La constancia es clave para alcanzar cualquier objetivo relacionado con el ejercicio. Estos son algunos consejos para mantenerte en el camino y evitar el abandono:

1. Encuentra tu motivación
- Identifica las razones por las que quieres mantenerte activo. Mantén estos motivos presentes y recuérdalos cuando te sientas desmotivado.

2. **Establece rutinas y hábitos**
   - Incorpora tus sesiones de entrenamiento en tu rutina diaria. Asignar un horario fijo puede ayudar a crear un hábito.
   - Utiliza recordatorios y alarmas para asegurarte de no olvidar tus sesiones de ejercicio.

3. **Busca apoyo social**
   - Entrena con amigos, familiares o únete a un grupo. La compañía puede hacer que el ejercicio sea más divertido y motivador.
   - Participa en comunidades en línea donde puedas compartir tus progresos y recibir apoyo.

4. **Mantén la variedad**
   - Cambia tus rutinas regularmente para evitar el aburrimiento. Introduce nuevos ejercicios, prueba diferentes deportes o varía la intensidad.

5. **Celebra tus logros**
   - Reconoce y celebra tus pequeños y grandes logros. Esto puede ser una gran motivación y te ayudará a mantenerte enfocado.

6. **Escucha a tu cuerpo**
   - Presta atención a las señales de fatiga o dolor. Es importante descansar y recuperarse para evitar lesiones.
   - No te sientas culpable por tomarte un día de descanso si lo necesitas. La recuperación es parte del entrenamiento.

14.9. Superar obstáculos comunes

Después de leer todo lo anterior, puede parecer muy fácil, pero seguramente se te están acumulando toda una serie de circunstancias personales que te obstaculizan ponerlo en práctica.

No se trata solo de concienciarse de los beneficios y de tener las ganas y la motivación suficiente. También se trata de superar los obstáculos asociados a nuestro día a día.

Mantener una rutina deportiva constante puede ser un desafío debido a esos obstáculos que pueden surgir. Identificarlos y desarrollar estrategias para superarlos será una tarea fundamental para lograr y mantener esa rutina a largo plazo.

Algunos de los principales obstáculos para mantener una rutina deportiva

1. **Falta de tiempo.** Muchas personas sienten que no tienen tiempo suficiente para dedicar al ejercicio debido a compromisos laborales, familiares y sociales.
2. **Falta de motivación.** Mantener la motivación puede ser difícil, especialmente si no se ven resultados inmediatos o si el ejercicio no es disfrutado.
3. **Lesiones.** Las lesiones pueden interrumpir una rutina de ejercicios, causando dolor y limitando la capacidad de mantenerse activo.
4. **Monotonía.** Realizar la misma rutina de ejercicios repetidamente puede volverse aburrido y desmotivador.
5. **Falta de conocimiento.** No saber qué ejercicios realizar o cómo hacerlos correctamente puede llevar a la inactividad o a lesiones.

Estrategias para superar estos obstáculos

1. **Falta de tiempo**
   - **Planificación.** Programa tus sesiones de ejercicio como lo harías con cualquier otra cita importante. Bloquea un tiempo específico en tu calendario para asegurarte de que no te interrumpan.
   - **Ejercicio en intervalos cortos.** Si el tiempo es limitado, puedes hacer ejercicios de alta intensidad en intervalos cortos (HIIT) que pueden ser efectivos en menos tiempo.
   - **Incorporar ejercicio en la rutina diaria.** Encuentra formas de ser más activo en tu vida diaria, como caminar o ir en bici al trabajo, usar las escaleras en lugar del ascensor o hacer ejercicios de estiramiento o de fuerza mientras ves la televisión.

2. **Falta de motivación**
   - **Establecer objetivos claros.** Fija objetivos específicos, medibles, alcanzables, relevantes y con un plazo definido (SMART) para mantenerte enfocado y motivado.
   - **Recompensas y celebraciones.** Recompénsate por alcanzar hitos importantes. Esto puede ser tan simple como disfrutar de un baño relajante o comprar algo pequeño que desees.
   - **Buscar apoyo social.** Entrena con amigos, únete a clases en grupo o participa en comunidades en línea donde puedas compartir tus progresos y recibir apoyo.

3. **Lesiones**
   - **Prevención.** Asegúrate de calentar antes de hacer ejercicio y enfriar después. Usa el equipo adecuado y realiza los ejercicios con la técnica correcta.

- **Consulta a profesionales.** Si tienes una lesión, consulta a un fisioterapeuta o a un médico para recibir el tratamiento adecuado y aprender ejercicios que no agraven la lesión.
- **Adaptar ejercicios.** Si una parte del cuerpo está lesionada, busca alternativas que te permitan seguir ejercitándote sin causar más daño. Estar lesionado no es sinónimo de no entrenar. Por ejemplo, si tienes una lesión en la pierna, puedes hacer ejercicios de fuerza para la parte superior del cuerpo.

4. Monotonía

- **Variedad.** Cambia tu rutina regularmente para mantener el interés. Prueba nuevos deportes, clases o ejercicios si lo necesitas.
- **Retos personales.** Participa en retos que te obliguen a salir de tu zona de confort y probar algo nuevo.
- **Escuchar música o un pódcast.** Escuchar música o un pódcast interesante mientras haces ejercicio puede hacer que el tiempo pase más rápido y sea más disfrutable.

5. Falta de conocimiento

- **Educación.** Investiga sobre diferentes tipos de ejercicios y técnicas correctas. Utiliza recursos en línea, libros o consulta a un entrenador personal.
- **Aplicaciones y vídeos.** Utiliza aplicaciones de ejercicio y vídeos en línea que ofrecen guías paso a paso para una variedad de ejercicios y entrenamientos.
- **Participa en clases.** Asiste a clases dirigidas por instructores que puedan enseñarte la forma correcta y proporcionarte una rutina estructurada.

Superar los obstáculos comunes para mantener una rutina deportiva requiere un enfoque proactivo y flexible. Identificar los desafíos específicos que enfrentas y aplicar estrategias personalizadas puede ayudarte a mantenerte en el camino hacia tus objetivos de fitness. Utilizando recursos adicionales como aplicaciones, comunidades en línea y entrenadores personales puedes encontrar el apoyo y la motivación necesarios para hacer del ejercicio una parte integral y disfrutable de tu vida.

14.10. El ejercicio y la salud mental

Por último, quiero recalcar y hacer una mención especial al impacto positivo del ejercicio en la salud mental. No solo contribuye a mejorar nuestra condición física, sino que tiene numerosos beneficios para el bienestar emocional y psicológico de las personas.

Cómo el ejercicio impacta positivamente en la salud mental

1. **Liberación de endorfinas.** El ejercicio físico desencadena la liberación de endorfinas, esos neurotransmisores que actúan como analgésicos naturales y mejoran el estado de ánimo.
2. **Reducción del estrés y la ansiedad.** El ejercicio reduce los niveles de cortisol, que es la hormona del estrés, y ayuda a gestionar la ansiedad al proporcionar una distracción positiva y un alivio temporal de preocupaciones y pensamientos negativos.
3. **Mejora del sueño.** La actividad física regular está asociada a una mejor calidad del sueño, lo cual es fundamental para la salud mental y emocional.

4. **Aumento de la autoestima.** Al alcanzar metas de fitness y mejorar la forma física, las personas suelen experimentar un aumento en la autoestima y la autoconfianza.
5. **Socialización.** Participar en deportes y actividades físicas puede fomentar nuevas amistades y fortalecer las relaciones sociales existentes, lo cual es crucial para el bienestar emocional.

14.11. Reflexión final

El ejercicio no solo es una actividad física, sino también una herramienta poderosa para mejorar todos los aspectos de nuestra vida. Desde la salud física hasta el bienestar emocional, el ejercicio ofrece beneficios que van más allá de las calorías quemadas o los músculos desarrollados. Es una oportunidad para conectarte contigo mismo, para superar límites y para descubrir nuevas capacidades que ni siquiera sabías que tenías.

Te animo a reflexionar sobre tu relación personal con el ejercicio. ¿Cómo te sientes cuando lo haces? ¿Es algo que disfrutas o lo ves como una obligación? El ejercicio puede ser tu aliado en este proceso hacia una vida más saludable y plena. No se trata solo de hacer ejercicio, se trata de cuidar tu cuerpo, de encontrar alegría en el movimiento y de fortalecer tu mente.

Por eso quiero que te tomes un momento para pensar en cómo podrías incorporar el ejercicio de manera más positiva en tu vida. Ya sea comenzando con pequeños cambios en tu rutina diaria, explorando nuevos deportes o estableciendo objetivos realistas, cada paso cuenta. Escucha a tu cuerpo, encuentra lo que te motiva y haz del ejercicio una parte integral de tu estilo de vida.

Recuerda que cada persona es única, y lo que funciona para otros puede no ser lo mejor para ti. Encuentra tu propio camino hacia el bienestar físico y mental a través del ejercicio. ¿Empezamos hoy?

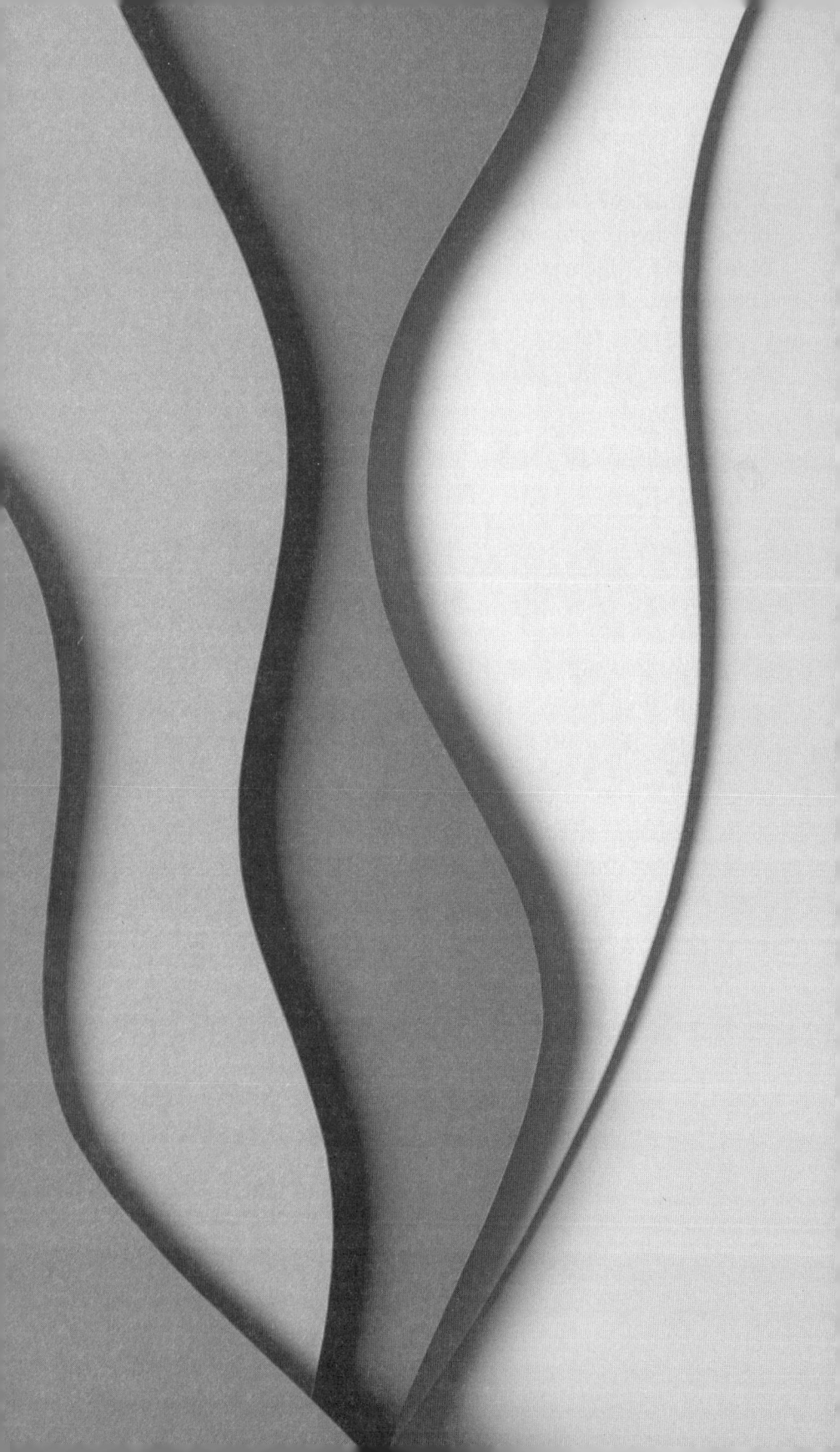

PARTE IV
LA MENTALIDAD DEL CAMBIO

15
La fuerza de voluntad

Aunque ya he citado algunas de las frases que más escucho en consulta y que más atormentan a mis pacientes, creo que la afirmación estrella no es otra que «Yo no tengo fuerza de voluntad».

Antes de iniciar mi propio proceso de cambio, solía creer que no tenía fuerza de voluntad. Me encontraba constantemente postergando tareas, renunciando a mis objetivos a mitad de camino y sintiéndome incapaz de mantener la disciplina necesaria para alcanzar aquello que me proponía. Creía que la fuerza de voluntad era algo con lo que se nacía, y que yo simplemente no había tenido esa suerte. Sin embargo, a medida que fui investigando y practicando técnicas específicas, descubrí que la fuerza de voluntad no es un don innato, sino una habilidad que puede entrenarse y desarrollarse con el tiempo. Este capítulo está dedicado a compartir esa revelación y a proporcionarte las herramientas necesarias para que tú también puedas entrenar tu fuerza de voluntad y transformarte en la persona que deseas ser.

La fuerza de voluntad, también conocida como *autocontrol* o *autodisciplina*, es la capacidad de resistir tentaciones e impulsos y persistir en la realización de tareas a pesar de las dificultades. **Es la capacidad de posponer gratificaciones inmediatas en favor de beneficios a largo plazo.** En esencia, es la facultad que nos permite seguir adelante cuando el camino se vuelve difícil.

El concepto de fuerza de voluntad se ha estudiado ampliamente en el ámbito de la psicología, destacando su papel crucial en el logro de nuestros objetivos tanto personales como profesionales. Los estudios han demostrado que la fuerza de voluntad es comparable a un músculo que puede fortalecerse con el uso regular y, al igual que un músculo físico, puede fatigarse si se sobrecarga sin descanso adecuado.

Es fundamental en numerosos aspectos de nuestra vida diaria. Nos permite mantenernos enfocados en nuestros estudios o trabajos, seguir dietas y rutinas de ejercicio, evitar comportamientos perjudiciales como el consumo excesivo de alcohol o tabaco, y gestionar nuestras emociones en situaciones estresantes.

15.1. El músculo de la fuerza de voluntad

Imagina que tu fuerza de voluntad es como un músculo de tu cuerpo. Al igual que cualquier otro músculo, puede fortalecerse con el ejercicio adecuado, pero también puede fatigarse si se usa en exceso sin el descanso necesario. Al principio, levantar pesas o correr una larga distancia puede parecer imposible, pero con entrenamiento regular esos mismos desafíos se vuelven manejables e incluso hasta fáciles. Lo mismo ocurre con la fuerza de voluntad: cuanto más la entrenas, más fuerte se vuelve, pero también necesita periodos de descanso para recuperarse y mantenerse en forma.

Cuando te estrenas en el gimnasio, no empiezas levantando grandes pesas de inmediato. Del mismo modo, no esperes tener una fuerza de voluntad de acero el primer día. Comienza con pequeños retos y aumenta gradualmente la dificultad.

De la misma manera que necesitas hacer ejercicio regularmente para ver resultados, necesitas practicar la autodisciplina de manera constante. La repetición es clave para fortalecer cualquier habilidad. Se trata de repetir y repetir y repetir.

Como hemos dicho, los músculos necesitan tiempo para recuperarse después de un entrenamiento intenso. De igual forma, la fuerza de voluntad también necesita descanso, por lo que es necesario que te permitas pausas en tu rutina y tu plan, y no te castigues si te sientes agotado un día.

Como hemos visto en la parte de alimentación, para que tus músculos se desarrollen adecuadamente necesitas una buena nutrición. Del mismo modo, tu fuerza de voluntad se beneficia de un cuerpo y una mente bien cuidados. Verás que, conforme vayas incorporando buenos hábitos (una dieta equilibrada, ejercicio regular y un buen descanso), se irá fortaleciendo tu capacidad de autodisciplina.

Ejercicios prácticos para fortalecer la voluntad

Ahora que entendemos que la fuerza de voluntad se puede entrenar como un músculo, vamos a ver algunos ejercicios prácticos que pueden ayudarnos a fortalecerla.

1. **El objetivo**
   - **Define tus objetivos.** Identifica objetivos específicos y alcanzables relacionados con tu salud, como caminar

treinta minutos al día o comer una ración de verduras en cada comida.
- **Divide en pasos pequeños.** Desglosa tus objetivos en tareas más manejables. En lugar de plantearte perder diez kilos, enfócate en perder medio kilo por semana, por ejemplo.

2. **Practica la toma de decisiones conscientes**
- **Haz una lista de tareas.** Escribe tus tareas diarias y asigna prioridades. Esto te ayudará a mantener el enfoque y reducir la procrastinación.
- **Utiliza la técnica de los dos minutos.** Si una tarea te toma menos de dos minutos, hazla de inmediato. Esto ayuda a construir el hábito de actuar en lugar de procrastinar.

3. **Implementa hábitos saludables**
- **Crea rutinas diarias.** Establece rutinas matutinas y nocturnas que incluyan hábitos saludables, como beber agua al despertar o preparar un desayuno saludable.
- **Registra tu progreso.** Mantén un diario o una aplicación de seguimiento para registrar tus actividades y logros diarios. Esto te dará una visión clara de tu progreso y te motivará a seguir adelante.

4. **Practica la resistencia a la tentación**
- **Haz una lista de distracciones comunes.** Identifica las distracciones que te desvían de tus objetivos, como redes sociales o comida a domicilio, y planifica estrategias para evitarlas o dosificarlas.
- **Aplica la técnica de la delación.** Si sientes la tentación de romper un hábito saludable, retrasa la acción diez

minutos. A menudo, el deseo disminuirá y te será más fácil resistir.

5. **Cultiva la autoindulgencia**
   - **Perdónate por los deslices.** Si te desvías de tus hábitos saludables, no te castigues. Reconoce el error y vuelve a enfocarte en tu objetivo.
   - **Practica la meditación de atención plena.** La meditación puede ayudarte a ser más consciente de tus pensamientos y emociones, permitiéndote tomar decisiones más conscientes y alineadas con tus objetivos.

6. **Fomenta un entorno positivo**
   - **Rodéate de apoyo.** Involucra a amigos y familiares en tus objetivos de salud. Un sistema de apoyo sólido puede marcar una gran diferencia.
   - **Organiza tu entorno.** Asegúrate de que tu entorno favorezca tus metas. Por ejemplo, ten frutas y verduras a la vista y guarda los alimentos menos nutritivos fuera de tu alcance.

La fatiga de la fuerza de voluntad

Como cualquier otro músculo, la fuerza de voluntad puede fatigarse si se usa en exceso. Este fenómeno, conocido como *fatiga del ego*, ocurre cuando la capacidad de autocontrol disminuye después de un uso prolongado. Para evitar esta fatiga y mantener tu fuerza de voluntad en óptimas condiciones, es importante seguir algunas estrategias:

1. **Tomar descansos regulares**
   - **Pausas planificadas.** Programa descansos regulares durante el día para recargar energías. Incluso breves

pausas pueden ayudar a mantener tu fuerza de voluntad.
- **Microdescansos.** Aprovecha momentos cortos para relajarte, como estirarte, respirar profundamente o dar un paseo rápido.

2. Practicar el autocuidado
   - **Alimentación equilibrada.** Mantén una dieta equilibrada que te proporcione energía sostenida a lo largo del día.
   - **Sueño adecuado.** Asegúrate de dormir lo suficiente para que tu cuerpo y mente puedan recuperarse de forma adecuada. Una persona que no duerme bien es una persona que tiende a tomar peores decisiones.

3. Delegar y priorizar
   - **Enfocarse en lo esencial.** Prioriza las tareas más importantes y delega las demás cuando sea posible.
   - **Evitar la sobrecarga.** No te sobrecargues con demasiadas responsabilidades a la vez. Aprende a decir no cuando sea necesario.

15.2. Técnicas de autocontrol

El autocontrol es una habilidad esencial para cambiar y mantener hábitos de salud, y hay diversas técnicas que pueden ayudarte a fortalecer esta capacidad. Una de las más efectivas es la técnica de la visualización. Imagina con detalle la persona saludable y disciplinada que deseas ser. Visualiza cada aspecto de tu vida mejorada: desde cómo te ves y te sientes, hasta las actividades que realizas y cómo te relacionas con los demás. Esta práctica no solo te motiva, sino que también entrena tu mente para adoptar comportamientos que te acerquen a esa visión.

Siguiendo una de las ideas del libro *Hábitos atómicos*, además de visualizarte siendo la persona que quieres ser debes transformar tu identidad a través de pequeñas acciones que lo refuercen. No se trata solo de alcanzar el objetivo que estás visualizando, sino de intentar convertirte desde el primer momento en la persona que lo lograría. En mi caso, pasé de verme como una persona que «jugaba a ser deportista» a sentirme y actuar como una persona deportista. Independientemente de tu nivel o de si empezaste ayer, si corres, eres corredor, si haces deporte, eres deportista. Comienza a verte a ti mismo como una persona activa: «Soy una persona que se cuida y hace ejercicio regularmente». Al adoptar esta identidad, tus acciones diarias —como entrenar, comer saludablemente o descansar— se alinearán con esa visión. No te estás poniendo un disfraz de algo que no eres. Dejas de perseguir metas aisladas y empiezas a vivir como la persona que siempre has querido ser.

Otra técnica poderosa es el establecimiento de objetivos SMART (específicos, medibles, alcanzables, relevantes y con tiempo límite). En lugar de proponerte ser más saludable, establece metas concretas como caminar treinta minutos cada mañana durante los próximos treinta días. Al definir tus objetivos de manera evidente y concreta, no solo te proporcionas un camino claro que seguir, sino que también reduces la ambigüedad que puede sabotear tu autodisciplina.

La autorregulación emocional también juega un papel crucial en el autocontrol. Aprender a identificar y manejar tus emociones puede evitar que recurras a hábitos no saludables como mecanismo de escape. Practicar *mindfulness* y meditación te ayuda a estar más presente y a ser más consciente de tus impulsos, permitiéndote responder a ellos de manera más controlada y deliberada. Cabe destacar que existen personas que van a necesitar ayuda psicológica o psiquiátrica profesional, así que no dudes en recurrir a ella si es tu caso.

15.3. Herramientas para superar la procrastinación

La procrastinación es uno de los mayores enemigos del cambio de hábitos saludables, y superarla requiere estrategias bien pensadas. Una es la herramienta de solo diez minutos. Esta implica comprometerse a realizar una actividad, como hacer ejercicio, solo durante diez minutos. La idea es que, una vez que empiezas, es más probable que continúes más tiempo. Este enfoque reduce la barrera inicial de empezar, una de las más complicadas de salvar, y te ayuda a vencer la resistencia mental que puede surgir ante la idea de un esfuerzo prolongado.

Adoptar un enfoque proactivo al preparar tu entorno también es de gran ayuda. Una técnica efectiva que uso es vestirme con ropa deportiva bastante antes de que tenga programado hacer ejercicio. Esta acción, aunque simple, elimina una barrera potencial cuando llega el momento de entrenar. Además, si entreno temprano, dejo mi ropa deportiva preparada la noche anterior. Esto minimiza las excusas y facilita la transición a la actividad física.

Y es que el entorno juega un papel fundamental en la lucha contra la procrastinación. Crear un ambiente que favorezca tus metas puede marcar una gran diferencia. Por ejemplo, si deseas comer de manera más saludable, mantén alimentos nutritivos y fáciles de preparar a la vista, y retira o elimina las tentaciones menos nutritivas de tu hogar. Si tu objetivo es hacer ejercicio en casa a diario, ten la equipación y el espacio listos y visibles, no lo guardes cada vez, al menos hasta que tengas muy incorporado este hábito. Estas pequeñas modificaciones en tu entorno pueden reducir la fricción y la resistencia inicial, facilitando la adopción de nuevos hábitos.

La técnica de la autorrecompensa también puede ser muy efectiva. Establece pequeñas recompensas para ti mismo al completar tareas relacionadas con tus hábitos saludables. Estas recompensas no tienen que ser grandes ni materiales; pueden ser cosas simples como un paseo al aire libre, un episodio de tu serie favorita o un baño relajante. La clave es asociar el logro de tus metas con experiencias positivas, reforzando así tu motivación intrínseca.

Además de recompensarte después de completar una tarea, otra técnica que recomiendo y aplico es darse la recompensa mientras realizas la tarea que deseas procrastinar. Por ejemplo, puedes elegir una serie que te guste y comprometerte a solo ver capítulos de la misma mientras realizas tareas más tediosas como cocinar tus comidas de la semana o caminar en la cinta. De esta forma tienes un motivo adicional para ponerte a hacer estas tareas y, a su vez, asocias algo que de entrada no te apetece con algo que te genera felicidad y satisfacción.

Por último, te propongo la técnica de la rendición de cuentas. Comparte tus objetivos con un amigo, un familiar o incluso un grupo de apoyo. Informar a otros sobre tu progreso puede aumentar tu compromiso y motivación. La presión social positiva y el deseo de no defraudar a los demás pueden ser poderosos incentivos para mantenerte en el camino hacia tus objetivos de salud. Aunque no olvides que a quien realmente mereces el mayor respeto y la mayor rendición de cuentas es a ti mismo. No fallar a la palabra que nos damos a nosotros mismos es el primer paso para respetarnos y ponernos en el lugar que merecemos estar.

15.4. Fuerza de voluntad versus hábitos

Sí, la fuerza de voluntad existe, pero no es necesariamente una capacidad innata. Aunque algunos individuos pueden tener más facilidad para desarrollarla desde el principio, es una habilidad que se puede entrenar y mejorar con práctica y las herramientas adecuadas. Es hora de dejar de decirnos que no tenemos fuerza de voluntad, ya que esa afirmación nos coloca en una posición victimista de impotencia y nos impide trabajar para mejorar.

Tenemos fuerza de voluntad para ir cada día a trabajar, para recoger a los niños del colegio, para cuidar de nuestros mayores y personas a cargo, para estudiar, para ayudar a un amigo, para lavarnos los dientes tres veces al día. Mostramos determinación y persistencia en innumerables aspectos de nuestra vida diaria sin cuestionarlo. Sin embargo, cuando se trata de algo como la alimentación o el ejercicio, a menudo atribuimos nuestras dificultades a una supuesta falta de fuerza de voluntad.

¿No será que lo que realmente nos falta es el hábito? Es fácil culpar a la falta de fuerza de voluntad cuando, en realidad, podríamos estar careciendo de estructuras y rutinas que faciliten estos comportamientos. En el próximo capítulo profundizaremos en el poder de los hábitos y cómo pueden ser la clave para alcanzar y mantener nuestros objetivos de salud. Quizá esta sea la pieza que nos falta para lograr finalmente el cambio deseado.

16
El poder de los hábitos

16.1. Entender los hábitos

Los hábitos son comportamientos recurrentes que realizamos casi de manera automática. Estos comportamientos se forman a través de la repetición y se arraigan en nuestro cerebro, permitiendo que realicemos tareas sin necesidad de pensar conscientemente en ellas. En el contexto de la salud, los hábitos pueden ser tanto nuestros mejores aliados como nuestros peores enemigos. Un hábito saludable, como elegir una ensalada en lugar de una hamburguesa, puede parecer un pequeño acto, pero con el tiempo tiene un impacto significativo en nuestra salud y bienestar general.

Los hábitos se componen de tres elementos clave: la señal, la rutina y la recompensa. La señal es el desencadenante que inicia el comportamiento; la rutina es el comportamiento en sí, y la recompensa es el beneficio que obtenemos al realizar el comportamiento, que refuerza el hábito.

EL BUCLE DE LOS HÁBITOS

SEÑAL O DESEO
En nuestro cerebro aparece la señal que informa de que tenemos que poner en marcha un hábito adquirido.

RECOMPENSA
Indica a nuestro cerebro si se ha satisfecho el deseo inicial y si merece la pena seguir repitiendo este bucle en futuras ocasiones.

HÁBITO O RUTINA
Ponemos el piloto automático y actuamos.

Ejemplo en la alimentación

- **Señal.** Es la hora de comer y sientes hambre.
- **Rutina.** Decides preparar una ensalada con ingredientes frescos.
- **Recompensa.** Te sientes satisfecho y ligero después de comer, y experimentas un aumento de energía.

Ejemplo en el ejercicio

- **Señal.** El despertador suena por la mañana.
- **Rutina.** Te pones tu ropa deportiva, que dejaste preparada la noche anterior, y sales a correr.
- **Recompensa.** Experimentas la liberación de endorfinas que te hacen sentir bien y motivado para el resto del día.

Formar un nuevo hábito saludable requiere tiempo y repetición. La investigación sugiere que, de media, se necesitan alrededor de 66 días para que un nuevo comportamiento se vuelva automático. Esto varía según la complejidad del hábito y la persona, pero lo importante es la constancia. Al principio puede requerir un esfuerzo consciente, pero con el tiempo y la repetición, la acción se convierte en algo natural.

16.2. La ciencia detrás de los hábitos

La neurociencia ha demostrado que los hábitos se forman en una parte del cerebro llamada *ganglios basales,* que está involucrada en el desarrollo de comportamientos automáticos y patrones de rutina. Este proceso de automatización permite al cerebro ahorrar energía y enfocarse en tareas más complejas. Cuando repetimos una acción de manera constante, el cerebro empieza a crear conexiones neuronales específicas para facilitar su ejecución con menor esfuerzo cognitivo. ¿Te pasa que llegas conduciendo a tu destino y no has sido apenas consciente de los cambios de marcha o dirección? Eso es porque tu cerebro tiene ese recorrido automatizado, y seguro que tus primeras veces al volante no fueron así. A base de repetir es como esta acción se ha anclado en tu cerebro y ya no requiere de un enorme esfuerzo cognitivo.

El cerebro es increíblemente adaptable gracias a su neuroplasticidad, la capacidad de reorganizarse formando nuevas conexiones neuronales a lo largo de la vida. Esto significa que podemos cambiar hábitos perjudiciales y desarrollar otros nuevos, más saludables. Cada vez que practicamos un nuevo comportamiento, fortalecemos las vías neuronales asociadas a ese comportamiento, mientras que las vías asociadas a los viejos hábitos se debilitan si no se usan. Aunque es cierto que los niños tienen una mayor neuroplasticidad, se ha demostrado que los adultos podemos seguir creando nuevas conexiones hasta el último de nuestros días. Quizá no aprendemos a hacer el pino tan rápidamente como lo haría un niño, que además tiene menos miedos, pero somos capaces de hacerlo.

Si tienes el hábito de comer *snacks* poco saludables cuando estás estresado, puedes usar la neuroplasticidad para cambiar ese comportamiento. Comienza reemplazando los *snacks* poco saludables por opciones más nutritivas, como frutas o frutos secos. Al repetir esta acción, fortalecerás la conexión neuronal que asocia el estrés con el consumo de alimentos saludables, y debilitarás la conexión que asocia el estrés con los *snacks* poco saludables.

Si tiendes a evitar el ejercicio después del trabajo porque te sientes cansado, puedes desarrollar un nuevo hábito al establecer una rutina diferente. En lugar de dirigirte directamente a casa, puedes ir al gimnasio o a un parque cercano para una sesión de ejercicio. Al hacerlo repetidamente, tu cerebro comenzará a asociar el final de la jornada laboral con el ejercicio, y este nuevo hábito se fortalecerá.

Además, la dopamina, un neurotransmisor asociado con el placer y la recompensa, juega un papel crucial en la formación de hábitos. Cuando experimentamos una recompensa después de realizar una acción, nuestro cerebro libera dopamina, lo que nos motiva a repetir ese comportamiento. Este ciclo de señal, rutina y recompensa, reforzado por la dopamina, es fundamental para entender cómo los hábitos se establecen y se mantienen.

Para aprovechar este ciclo en el cambio de hábitos de salud, es útil identificar recompensas que realmente te motiven. Por ejemplo, si completas una semana de ejercicio, puedes recompensarte con una actividad que disfrutes, como una sesión de spa o una tarde libre para una actividad de ocio. Estas recompensas ayudarán a reforzar tu nueva rutina saludable, haciendo que tu cerebro asocie el ejercicio con sensaciones positivas y gratificantes.

Entender la estructura de los hábitos y los conocimientos científicos sobre ellos te proporciona herramientas poderosas para cambiar tu comportamiento. Al identificar señales y recompensas, y al ser consciente del proceso de formación de hábitos, puedes diseñar estrategias efectivas para incorporar y mantener hábitos de salud en tu vida diaria. Con el tiempo estos hábitos saludables no solo se volverán automáticos, sino que también contribuirán significativamente a tu bienestar físico y mental.

16.3. Desarrollando buenos hábitos

El desarrollo de buenos hábitos es fundamental para alcanzar y mantener un estilo de vida saludable. Los hábitos positivos nos permiten automatizar comportamientos beneficiosos, reduciendo la carga cognitiva y facilitando el logro de nuestros objetivos de salud y bienestar. A continuación veremos cómo identificar y establecer hábitos positivos y las estrategias necesarias para mantenerlos a largo plazo.

Identificación y establecimiento de hábitos positivos

El primer paso para desarrollar buenos hábitos es identificar qué comportamientos deseas adoptar y cómo se alinean con tus objetivos de salud. Es importante ser específico y realista al definir estos hábitos. En lugar de proponerte comer más saludable, establece objetivos concretos como incluir una ración de verduras en cada comida o reducir el consumo de alimentos procesados.

Si tu objetivo es mejorar tu dieta, comienza identificando pequeños cambios que puedas implementar de inmediato. Puedes decidir sustituir las bebidas azucaradas por agua o té sin azúcar. Esta modificación específica y alcanzable no solo mejora tu hidratación, sino que también reduce la ingesta de calorías vacías y azúcar.

Si deseas ser más activo físicamente, empieza por identificar actividades que disfrutes y que sean fáciles de incorporar en tu rutina diaria. Por ejemplo, si disfrutas al caminar, establece el hábito de dar un paseo de veinte minutos después de la cena. Este pequeño cambio puede tener un gran impacto en tu salud cardiovascular y bienestar general.

Una vez identificados los hábitos positivos que deseas adoptar, es importante establecer un plan de acción que sea claro para incorporarlos en tu vida diaria. Utilizaremos la técnica ya mencionada anteriormente de los objetivos SMART (específicos, medibles, alcanzables, relevantes y con tiempo límite). Esto te proporcionará un marco claro y estructurado para trabajar hacia tus nuevos hábitos y rutinas.

Estrategias para mantener los nuevos hábitos

Adoptar un nuevo hábito es solo el comienzo; mantenerlo a largo plazo requiere constancia, perseverancia y estrategias efectivas. Vamos con algunas técnicas que pueden ayudarte a mantener tus nuevos hábitos en el tiempo.

1. **Establece un recordatorio.** Usa señales y recordatorios para tener tu hábito en mente. Si tu objetivo es beber más agua, coloca una botella de agua en tu escritorio o configura recordatorios en tu teléfono para tomar un vaso de agua cada hora. Estas señales constantes te ayudarán a recordar esos nuevos hábitos que todavía no tienes interiorizados.

2. **Usa la técnica del apilamiento de hábitos.** El apilamiento de hábitos consiste en vincular un nuevo hábito con uno ya establecido. Por ejemplo, si ya tienes el hábito de cepillarte los dientes todas las noches, puedes agregar el de hacer una serie de estiramientos después de cepillarte. Esta técnica facilita la adopción del nuevo comportamiento porque lo asocias con una rutina ya existente.
3. **Mantén un registro de progreso.** Llevar un registro de tu progreso puede ser una poderosa fuente de motivación. Utiliza un diario o una aplicación para anotar tus logros diarios. Ver el progreso tangible te ayudará a mantenerte motivado y comprometido con tu hábito y también a detectar qué días y ante qué dificultades te ha sido más difícil mantenerlo.
4. **Celebra tus logros.** Recompensarte por mantener tu hábito es esencial para reforzar el comportamiento. Puedes darte pequeñas recompensas por tus logros, como disfrutar de un episodio de tu serie favorita solo después de haber completado tu rutina de ejercicio o haber preparado las comidas saludables para la semana. Esta técnica no solo te motiva, sino que también asocia el hábito con experiencias positivas.
5. **Sé flexible y realista.** Entiende que habrá días en los que mantener tu hábito será más difícil. En lugar de desanimarte, sé flexible y permítete adaptarte. Si un día no puedes cumplir con tu rutina de ejercicio completa, realiza una versión más corta o ligera. Lo importante es mantener el compromiso y no abandonar el hábito por completo ante los obstáculos. Para esto te recomiendo seguir la regla de los dos días, que consiste en ir tachando en un calendario los días que cumples con tu nuevo hábito. El día que te sea imposible llevarlo a cabo, no lo tacharás. La norma es que nunca haya dos días seguidos sin tachar

en el calendario. De esta manera entiendes que ser flexible es necesario, pero no caes en el peligroso planteamiento del todo o nada.

16.4. Rompiendo con los malos hábitos

Así como implementar buenos hábitos es importante, casi lo es más eliminar los negativos. Vamos a ver cómo identificar y cambiar hábitos perjudiciales, así como el proceso de sustitución que te ayudará a mantener tu progreso.

Identificar hábitos negativos es el primer paso para romper su ciclo. Estos comportamientos son aquellos que contribuyen de manera adversa a tu salud y bienestar, como consumir alimentos procesados en exceso, fumar o pasar demasiado tiempo sentado.

Tómate un tiempo para reflexionar sobre tus rutinas diarias e identifica aquellos comportamientos que sabes que no son saludables.

Pregúntate a ti mismo cómo te sientes física y emocionalmente después de realizar estas acciones.

Mantén un registro detallado de tus actividades diarias durante al menos una semana. Esto te ayudará a identificar patrones y hábitos que podrían estar afectando negativamente tu salud.

Si notas que regularmente consumes alimentos altos en grasas saturadas y azúcares refinados como *snacks* entre comidas, este podría ser un hábito que deseas cambiar para mejorar tu salud cardiovascular y control de peso.

Si tiendes a evitar la actividad física regularmente y prefieres pasar largos periodos de tiempo realizando actividades sedentarias, identificar este hábito te ayudará a desarrollar estrategias para incorporar más movimiento en tu rutina.

Una vez identificados los hábitos negativos, el siguiente paso es reemplazarlos por comportamientos más saludables y beneficiosos. El proceso de sustitución implica cambiar conscientemente un comportamiento indeseable por uno que esté más alineado con tus objetivos.

Pasos para sustituir hábitos negativos

1. **Identifica el causante.** Comprende qué desencadena el hábito negativo. ¿Es estrés, aburrimiento o una señal ambiental específica?
2. **Establece un nuevo comportamiento.** Elige un comportamiento alternativo que sea saludable y que puedas realizar en respuesta a la misma señal o desencadenante.
3. **Recompensa positiva.** Asegúrate de que el nuevo comportamiento te proporcione una recompensa positiva similar o superior a la que obtenías con el hábito anterior.

Si tiendes a comer en exceso por estrés, puedes sustituir este hábito negativo por técnicas de manejo del estrés como la meditación o el ejercicio ligero. Estas actividades no solo te ayudarán a reducir el estrés, sino que también promoverán hábitos alimentarios más saludables.

Si tienes el hábito de postergar el ejercicio físico debido a la falta de motivación, puedes establecer un nuevo hábito de hacer ejercicio con amigos para que sea más divertido y te sientas más comprometido.

¿Por qué nos cuesta abandonar malos hábitos?

Abandonar hábitos negativos puede ser difícil por varias razones psicológicas y emocionales. Incluso cuando sabemos que un hábito es perjudicial, puede ofrecernos un sentido de familiaridad y confort emocional. Cambiar este hábito significa enfrentar la incertidumbre y salir de tu zona de confort.

Además, los hábitos negativos suelen ofrecer gratificaciones inmediatas y placenteras, como comer alimentos ultraprocesados o quedarnos en el sofá viendo una serie en lugar de realizar ejercicio físico. Aunque estas gratificaciones son temporales y a menudo perjudiciales a largo plazo, a menudo son difíciles de resistir.

Recuerda que los hábitos se forman a través de la repetición y se convierten en comportamientos automáticos arraigados en nuestra rutina. Romper estos patrones requiere una consciente interrupción del ciclo de señal-rutina-recompensa.

Como he explicado en la primera parte del libro, como seres humanos tendemos a resistirnos al cambio debido a la aversión al riesgo y al miedo al fracaso.

El proceso de cambio de hábitos implica enfrentar estos miedos y estar dispuesto a experimentar nuevas formas de comportamiento.

Por no hablar de que nuestros hábitos también están vinculados a nuestra identidad y autoimagen. Cambiar hábitos negativos puede requerir una revisión de nuestra percepción de nosotros mismos y la creencia en nuestra capacidad para cambiar.

Entender por qué nos resulta difícil abandonar hábitos negativos nos permite desarrollar estrategias efectivas para superar estas barreras y ser más comprensivos con nosotros mismos. No es que no tengamos fuerza de voluntad, es que realmente no es tan sencillo y nuestro cerebro no siempre rema en la misma dirección.

Esa comprensión nos tiene que servir para entender que no hay nada malo en nosotros y huir del sentimiento de fracaso o culpabilidad, al mismo tiempo que nos ponemos manos a la obra para implementar métodos de identificación, sustitución y mantenimiento de hábitos saludables, avanzando de esta manera hacia un estilo de vida más saludable y equilibrado.

La base de todo

Fortalecer nuestra disciplina y fuerza de voluntad es fundamental para alcanzar nuestros objetivos de salud y bienestar. Sin embargo, tenemos que reconocer que estas cualidades por sí solas pueden ser insuficientes si no están respaldadas por una sólida red de hábitos positivos. Es necesario construir rutinas que automaticen comportamientos saludables, que nos permitan actuar de manera consistente y sin la necesidad constante de decidir si nos apetece o no llevar a cabo ciertas acciones, que nos permitan activar el piloto automático.

Crear hábitos saludables nos proporciona un marco estable y predecible que sustenta nuestras decisiones diarias. Cuando combinamos estos hábitos con motivación y fuerza de voluntad, formamos un combo poderoso. Los hábitos actúan como una base sólida que nos sostiene en momentos de debilidad, asegurando que podamos mantener nuestro compromiso a largo plazo incluso cuando nos enfrentamos a desafíos o distracciones.

Por lo tanto, dedicar esfuerzo y atención a la creación de hábitos saludables no solo refuerza nuestra capacidad para alcanzar nuestros objetivos, sino que también fortalece nuestra resiliencia frente a las fluctuaciones naturales de la motivación y la fuerza de voluntad. Al construir una estructura sólida de hábitos positivos, nos equipamos con herramientas poderosas que nos guían hacia un estilo de vida más saludable y nos permiten disfrutar de los beneficios del bienestar a largo plazo.

17
Estrategias mentales

17.1. Lo mejor es enemigo de lo bueno

En nuestra búsqueda por mejorar nuestra salud y lograr nuestros objetivos, a menudo caemos en la trampa del perfeccionismo.

El perfeccionismo se define como la búsqueda constante de la perfección y la alta autoexigencia, con consecuencias que pueden ser limitantes en nuestro camino hacia el cambio de hábitos.

Cuando nos aferramos a estándares excesivamente altos, corremos el riesgo de desanimarnos fácilmente ante cualquier pequeño revés o imperfección en nuestro progreso.

Quieres perder peso y tu entrenador personal, o tú mismo, ha decidido que salir a correr cuatro días a la semana es lo ideal para el objetivo que te has marcado. Empiezas muy motivado y cumples con tu plan las primeras semanas. Llega un momento en que, por cuestiones laborales, te resulta complicado salir a correr a la hora a la que salías. Vas a los entrenos pero te enfrentas en varias ocasiones a la decisión de no entrenar o entrenar menos tiempo. **Pero tú, que «cuando te pones, te pones», quieres hacerlo porque no puedes permitirte fallar.** Decides salir a correr cuando terminas de trabajar aunque sean las tantas de la noche y no hayas cenado. No rindes igual porque estás agotado y, para colmo, no descansas bien porque te acuestas demasiado activado. Vas acumulando cansancio, y la sensación de bienestar que te invadía las primeras veces que salías a correr se va esfumando. Finalmente acabas abandonando porque cada vez te apetece menos salir, y el primer día que te permites descansar lo vives como un fracaso.

¿Qué habría pasado si hubieses decidido reducir los entrenamientos de cuatro a dos? ¿Y si hubieses reducido la duración o la intensidad? Seguramente habrías seguido notando los beneficios de salir a correr pero no habrías abandonado debido a la frustración de no cumplir con tus expectativas. A largo plazo seguirías corriendo, independientemente de que, según la etapa de tu vida, lo hicieras con mayor o menor frecuencia.

Las consecuencias del perfeccionismo pueden manifestarse de diversas formas. Desde la procrastinación por miedo al fracaso hasta la autoexigencia extrema, que nos lleva a sentirnos constantemente insatisfechos, estas actitudes pueden obstaculizar nuestros avances. Es bastante habitual sentirnos paralizados ante la idea de no poder cumplir con estándares idealizados, lo que nos impide tomar decisiones y pasar a la acción.

Cambiar la mentalidad basada en el resultado por una mentalidad basada en el progreso es fundamental para superar los obstáculos del perfeccionismo. En lugar de buscar la perfección instantánea y la consecución de resultados concretos, debemos enfocarnos en la mejora continua. Eso nos va a permitir celebrar cada pequeño avance hacia nuestro objetivo. Reconocer, disfrutar y valorar el proceso nos ayuda a mantenernos motivados y comprometidos a largo plazo, en lugar de desanimarnos por no alcanzar expectativas poco realistas.

La importancia de una mentalidad flexible radica en la capacidad de adaptarnos y ajustar nuestros planes según las circunstancias cambiantes. En lugar de quedarnos atrapados en la parálisis por análisis, donde sobreanalizamos cada detalle y nos preocupamos excesivamente por tomar la decisión perfecta, podemos implementar técnicas para evitar el estancamiento. Esto pasa por dividir grandes tareas en pasos más sencillos, que nos permitirán avanzar poco a poco, sin prisa, disfrutando del proceso y sin la presión de ser perfectos todo el tiempo, algo que es imposible y realmente agotador.

Avanzar sin esperar la perfección implica emprender la acción y aprender a medida que avanzamos. Aceptamos que el progreso no siempre será lineal y que habrá momentos de retroceso y aprendizaje. Esa actitud de paciencia y comprensión hacia nosotros mismos es la que nos ayudará a construir hábitos saludables de manera más efectiva y disfrutar del proceso de transformación personal hacia una vida más saludable, en lugar de caer en bucles infinitos de dietas muy restrictivas durante breves periodos de tiempo, que terminan en una vuelta a los hábitos anteriores con el consecuente deterioro de nuestra autoconfianza y nuestra salud física y mental.

> **TE ACONSEJO:**
>
> - Sé honesto contigo mismo y márcate un objetivo sabiendo que está en tus manos lograrlo.
> - Grábate a fuego que lo importante es lo que haces la mayor parte del tiempo, las decisiones que tomas la mayor parte de las veces.
> - No quieras hacerlo todo perfecto porque eso es imposible, eres humano y no puedes controlar todas las variables.
> - La autoexigencia desmedida deriva en fracaso o en parálisis (no lo hago porque no puedo hacerlo perfecto).
> - Celebra lo poco que hagas porque, aunque a ti no te lo parezca, te aseguro que es MUCHO.

17.2. Las comparaciones son odiosas

Otra de las trampas en la que caemos frecuentemente en nuestra búsqueda por mejorar nuestros hábitos es la de las comparaciones, tanto con los demás como con versiones anteriores de nosotros mismos. Las comparaciones constantes pueden ser muy perjudiciales para nuestro bienestar emocional y nuestro progreso.

Compararnos con otros puede tener efectos devastadores en nuestra autoestima y motivación. Al enfocarnos en las fortalezas aparentes de los demás y en lo que percibimos como nuestras propias debilidades, corremos el riesgo de sentirnos inferiores e incapaces de alcanzar nuestros objetivos. Esto puede llevar a sentimientos de desánimo y autocrítica excesiva que nos obstaculizan entrar en acción.

> Si me comparo con alguien que, por ejemplo, corre más rápido que yo, estoy obviando cosas como:
>
> - Cuánto tiempo lleva esa persona entrenando y cuánto tiempo llevo yo.
> - Cuál era mi condición física cuando empecé y cuál era la suya.
> - Qué hábitos teníamos antes de comenzar.
> - Qué otras actividades realizamos en nuestro día a día.
> - Cuánto tiempo dedicamos cada uno a descansar.
> - Qué obligaciones tenemos.
> - Cuántos días a la semana podemos entrenar.
> - Qué objetivo tiene cada uno.

Del mismo modo, compararnos con versiones anteriores de nosotros mismos puede resultar también perjudicial. Aunque es natural que aspiremos a mejorar y crecer, si idealizamos versiones pasadas de nosotros mismos nos puede crear expectativas poco realistas y dificultar nuestro progreso actual. Nos enfrentamos a desafíos únicos en cada etapa de la vida, y es importante aceptar dónde estamos ahora y enfocarnos en el presente para avanzar hacia el futuro.

Cultivar la autoaceptación es fundamental para liberarnos del ciclo destructivo de las comparaciones. Reconocer y valorar nuestras propias cualidades y logros, independientemente de cómo nos comparemos con otros o con nuestra versión pasada, nos permite desarrollar una relación más saludable y comprensiva con nosotros mismos. Prácticas como la gratitud y la autoindulgencia pueden fortalecer nuestra resiliencia emocional y ayudarnos a mantener una perspectiva positiva mientras seguimos trabajando por aquello que queremos.

Sinceramente, no conocía en qué consistían los ejercicios de gratitud, pero me parece una herramienta superpoderosa. Estos ejercicios nos permiten poner nuestra energía y foco de atención en las cosas positivas de nuestra vida, creando poco a poco un sentido de aprecio por nuestro progreso y logros personales. Si reconocemos nuestras fortalezas y celebramos nuestros pequeños éxitos diarios, fortalecemos nuestra autoestima y alimentamos nuestra motivación para continuar mejorando.

Al mismo tiempo, es necesario que vayamos fomentando una competencia saludable, cambiando la perspectiva de las comparaciones hacia un enfoque constructivo y motivador. En lugar de medirnos exclusivamente en términos de cómo nos vemos con respecto a los demás o con nosotros mismos en el pasado, es más útil centrarnos en competir con nosotros mismos para superar nuestros límites y alcanzar nuestro máximo potencial. Esto implica establecer objetivos personales significativos, que realmente nos inspiren, no para demostrarle nada a nadie, y desarrollar de manera paralela estrategias para mejorar poco a poco, enfocándonos en nuestro propio progreso y desarrollo.

De esta manera, canalizamos nuestra energía de una manera mucho más productiva y constructiva. Mientras que las comparaciones tienden a ser estáticas y pueden llevar a sentimientos de insuficiencia, la competencia saludable nos anima a crecer, aprender y mejorar continuamente.

> **TE ACONSEJO:**
>
> - Céntrate única y exclusivamente en ti y en tus progresos.
> - Tu objetivo no es el de otras personas, es el tuyo.
> - No te critiques ni te hables como no hablarías a otras personas.
> - Si crees que para ti supone un problema ver determinadas cuentas en redes sociales porque te comparas constantemente y te hace sufrir, deja de seguirlas. Síguelas solo si te inspiran para cambiar, pero no si te hacen sufrir.
> - Valora y celebra todos tus logros, son solo tuyos, de nadie más.

17.3. Ladran, luego cabalgamos

- «Has ganado unos kilitos, ¿no?».
- «Deberías empezar a cuidarte, no es sano estar así».
- «¿No vas a comer otro trozo? Chica, por un día no pasa nada».
- «¡No te obsesiones! Todos los extremos son malos».
- «Te veo muy delgada, con un par de kilos más estás más guapa, así tienes la cara muy chupada».
- «¿Estás saliendo a correr? Ten cuidado, es muy malo para las rodillas, que me lo han dicho».
- «Todo en exceso es malo, si te pasas con la fruta tampoco es bueno».
- «A ver lo que te dura, que estas cosas una empieza muy motivada y luego ya se sabe».

- «No sigas adelgazando, que así ya estás bien».
- «A mí es que eso me parece muy radical, yo creo que hay que comer de todo».
- «Chica, no te lo tomes tan en serio, que no eres profesional».
- «Con tanto músculo te veo muy masculina. Para ya».

¿Te suena alguna de estas frases u otras parecidas? Lamentablemente, las personas que inician un cambio de hábitos, sobre todo si viene acompañado de un cambio físico evidente o en las elecciones que hacemos en nuestra vida social, están sometidas a comentarios de este tipo, incluso más ofensivos.

Déjame decirte que, hagas lo que hagas, van a hablar de ti. Alguien va a opinar aunque no les hayas pedido su opinión. Algunas personas usarán frases hechas que se suelen decir sin pararse a pensar en sus efectos.

Y otras lo harán con la intención de minar tu moral. Puede que su propósito no sea el de hacerte daño de manera consciente. Simplemente pueden hacerlo por su frustración interna, por una suerte de envidia que sienten al ver en ti un ejemplo de que, con constancia, saliendo de la zona de confort, se pueden lograr grandes cambios. «Lo que dice Juan de Pablito dice más de Juan que de Pablito». No sé si son estos los nombres reales del dicho, pero nos sirve. Cada uno de nosotros hablamos desde nuestra propia historia de vida, nuestro punto de vista, realidad, contexto y experiencias previas. Hablamos desde nuestros temores, valores, prejuicios y complejos. Todo ello conforma la manera que tenemos de relacionarnos con nosotros mismos y con el resto de las personas. Volcamos ciertas expectativas en los demás y, cuando estos actúan de manera diferente a lo que nosotros entendemos como aceptable, surgen contradicciones que a algunas personas les abocan a dar su opinión aunque, como hemos dicho, nadie se la haya pedido. Desanimarte a ti, confirmar tu fracaso tarde o temprano, aliviará ese malestar y esa contradicción que sienten al no entender o no ser capaces de iniciar un cambio como el que tú has iniciado.

Creo que lo más difícil es comprender que no tienen nada en contra de ti. Algunas de estas personas seguramente te quieren y desean lo mejor para ti, pero tu cambio las incomoda. Las enfrenta directamente con la incapacidad de hacer lo mismo, de no haber encontrado la forma, el valor o el momento.

Es cierto que esas opiniones que los demás vierten sobre nosotros a menudo tienen un impacto negativo en nuestro bienestar emocional y nuestra capacidad para mantener los nuevos hábitos. Constantemente estamos expuestos a juicios y críticas, ya sea en persona o a través de redes sociales, que influyen más de lo que nos gustaría en nuestra autoestima y motivación.

Y ese impacto psicológico de las críticas y opiniones negativas puede ser profundo. Experimentamos sentimientos de incomodidad, ansiedad o incluso desánimo cuando nos enfrentamos a evaluaciones negativas de nuestros comportamientos o decisiones relacionadas con la salud. La percepción pública puede moldear nuestras acciones y percepciones de nosotros mismos, tanto positiva como negativamente.

Desarrollar una piel más gruesa frente a las críticas implica aprender a gestionar nuestras emociones y mantener una perspectiva razonada y equilibrada, intentando entender que esa opinión nace del contexto y de las creencias de la persona que la vierte, pero que en realidad no me define a mí. Técnicas como la visualización positiva y la refracción cognitiva nos permiten reinterpretar las críticas de manera constructiva, separando las opiniones externas de nuestra propia autovaloración. Aprender a discernir entre críticas constructivas, que pueden ofrecer perspectivas útiles para mejorar nuestros hábitos, y críticas destructivas, que solo buscan desanimarnos, también es fundamental.

Fortalecer la autoestima es otro aspecto clave en la gestión de la influencia de las opiniones ajenas. Existen estrategias, como practicar la autoafirmación diaria y enfocarnos en nuestras fortalezas y logros personales, que ayudan a reforzar nuestra autoimagen y a mantenernos firmes frente a la negatividad externa. Reconoce tus capacidades y todos los logros que ya llevas a las espaldas para seguir adelante con tus nuevos hábitos, independientemente de las críticas externas.

En este contexto sobre el poder que damos a la opinión del resto, me gusta mencionar a los estoicos, quienes enseñaron principios filosóficos que aún hoy son aplicables. Los estoicos, como Marco Aurelio y Epicteto, promovieron la idea de mantener una serenidad interior y no dejarse afectar por las opiniones externas. Su famosa enseñanza de «Lo que opinen de mí no es asunto mío» subraya la importancia de enfocarse en lo que podemos controlar: nuestras propias acciones y pensamientos, en lugar de preocuparnos por la percepción que los demás tienen de nosotros. Esta perspectiva no solo fortalece la autoestima y la resiliencia emocional, sino que también promueve un enfoque en el autodesarrollo y el bienestar personal, independientemente de la aprobación o críticas externas.

> **TE ACONSEJO:**
>
> - No te lo tomes como algo personal, porque no lo es. El problema, seguramente, resida en ellos mismos.
> - Responde de manera educada y asertiva. Enfadarte te hace daño solo a ti.

> - Depende del grado de confianza que tengas con la persona, invítala a que ponga en práctica alguno de los tips que te han ayudado a ti en tu proceso.
> - Observa cómo muchos de los que te han criticado, con el paso del tiempo, te piden opinión o imitan algunos de tus comportamientos.

17.4. Compartir el proceso

Como ya hemos repetido varias veces, en nuestro viaje hacia nuestro nuevo estilo de vida compartir el proceso va a suponer un elemento clave en nuestra capacidad para mantenernos motivados y comprometidos. La transparencia durante este proceso no solo nos permite ser auténticos con nosotros mismos, sino que también fortalece nuestra determinación al recibir el apoyo y la motivación de otros.

La transparencia en torno a nuestros objetivos y progresos tiene múltiples beneficios. Al compartir abiertamente lo que estamos tratando de lograr, nos responsabilizamos ante nosotros mismos y ante los demás. Esta rendición de cuentas nos anima a mantenernos en el camino, incluso cuando se presentan problemas o baches.

Cuando compartimos nuestros logros y obstáculos con otros, no solo inspiramos a aquellos que están siguiendo un camino similar, sino que también creamos una comunidad de apoyo mutuo. Es el ejemplo de mi cuenta de Instagram, que nació con el objetivo de compartir mi proceso de cambio y, gracias a la cual, conseguí crear una comunidad que estaba alineada con mi mismo propósito y con mis valores. Mucho después de eso, surgió La Tribu del Cambio, donde cientos de mujeres comparten, día a día, su propio viaje. Se animan, se apoyan, se aconsejan, se ríen y lloran juntas. Construir esa red de apoyo es algo muy valioso para mí.

Puedes también involucrar a tus amigos, familiares o compañeros de entrenamiento en tu proceso, así recibirás el respaldo emocional necesario y un *feedback* constructivo. Este *feedback* te permite ajustar tu enfoque y estrategia, si es necesario, y mejorar así tus posibilidades de éxito a largo plazo.

En resumen, compartir el proceso no solo nos ayuda a mantenernos responsables y motivados en nuestro camino hacia una vida más saludable, sino que también nos conecta con una red de apoyo inestimable. Al construir una red de apoyo efectiva y participar en comunidades con intereses compartidos, fortalecemos nuestra capacidad para alcanzar y mantener hábitos beneficiosos a largo plazo.

TE ACONSEJO:

- Comparte tu objetivo con tu familia y amistades más cercanas. Que vean tu compromiso y determinación.
- Conoce a gente en grupos deportivos o asociaciones de tu pueblo o barrio que compartan el mismo objetivo o uno parecido.
- Comparte tus triunfos y acostúmbrate a recibir elogios, no temas las críticas. La inmensa mayoría de las personas tendrán palabras bonitas para ti.
- En Instagram, utiliza el hashtag #elcambioempiezadentro para compartir tu proceso de cambio. ¡Me encantará leerte y motivarnos juntos!

17.5. Responsabilízate

Responsabilizarse de nuestros hábitos de salud implica entender claramente qué aspectos podemos controlar y cuáles están fuera de nuestro alcance. Diferenciar lo controlable de lo incontrolable nos permite establecer un marco claro para dirigir nuestros esfuerzos hacia áreas donde podemos generar un cambio efectivo. Por ejemplo, podemos controlar nuestras decisiones diarias sobre alimentación y ejercicio, pero no podemos controlar factores externos como el clima o las opiniones de los demás.

> No pretendas que las cosas ocurran como tú quieres. Desea más bien que se produzcan tal como se producen y serás más feliz.
> Epicteto (filósofo estoico)

> Solo hay un camino hacia la felicidad: dejar de preocuparse por las cosas que están más allá del poder de nuestra voluntad.
> Epicteto (filósofo estoico)

Identificar lo que está bajo nuestro control nos proporciona un sentido de dirección y empoderamiento. Algunos ejemplos son establecer horarios regulares de ejercicio, planificar comidas saludables y mantener registros de progreso personal. Estas acciones concretas nos ayudan a concentrarnos en nuestros objetivos y a tomar decisiones informadas.

Enfocarse en lo que sí se puede cambiar nos permite maximizar el impacto de nuestras acciones. Al establecer objetivos realistas y alcanzables, podemos planificar estrategias efectivas. La planificación cuidadosa también nos ayuda a establecer prioridades.

Asumir la responsabilidad no se trata solo de controlar

nuestras acciones, sino también de reconocer cómo nuestras decisiones afectan nuestra calidad de vida y bienestar general. Al adoptar una mentalidad proactiva y centrarnos en lo que podemos cambiar, seremos capaces de transformar gradualmente nuestros hábitos.

Centrarse en lo que no depende de uno mismo nos impide avanzar, nos boicotea en nuestros objetivos y nos llena de frustración y energía negativa. Es el pasaporte directo a la desmotivación y el agotamiento psicológico.

Es cierto que, cuando estamos ante un reto grande y desconocido, nos sentimos abrumados y llenos de dudas. No sabemos si lograremos el éxito, y la posibilidad de fracasar ronda nuestra cabeza y nos atormenta. Quizá no sea la primera vez que lo hemos intentado y ya estamos un poco escarmentados de iniciar el mismo proceso una y otra vez con la esperanza de lograrlo y que todavía no haya sido así. Esto hace que, inevitablemente, analicemos qué factores han sido los que han propiciado nuestro fracaso. Aquí es cuando tomamos dos posturas opuestas y que nos ponen más difícil todavía conseguir nuestro objetivo:

- Nos llenamos de culpa y de malas palabras hacia nosotros mismos: «Soy lo peor, no tengo fuerza de voluntad, no sirvo para esto, nunca lo voy a conseguir, nunca me esfuerzo por nada, no sé qué me pasa, soy un caso perdido».
- Culpamos al planeta en su conjunto de nuestra situación, huyendo de la idea de que, quizá, tenemos nosotros el poder de cambiarla: «Soy de metabolismo lento, mi familia no me apoya, mi trabajo es sedentario, no tengo tiempo, tengo hijos, el gimnasio es muy caro, no tengo espacio en casa».

Del primer punto ya hemos hablado cuando hacíamos referencia a lo poco recomendable que es compararse con los demás y de la necesidad de empezar a hablarnos bien a nosotros mismos. Pero una cosa es practicar la autoindulgencia para no caer en el perfeccionismo autodestructivo y otra es resignarse y conformarse. Para encontrar ese punto medio, te propongo reflexiones sobre los siguientes conceptos:

Responsabilidad

Te recomiendo borrar de tu vocabulario la palabra *culpa*. En mi opinión, se trata de una palabra bastante fea y con una connotación poco constructiva que, además, no refleja la realidad de lo que te pasa. Ni tus circunstancias ni tú tenéis la culpa. Cámbiala mejor por *responsabilidad*. Tú eres responsable de aquello que depende de ti, de aquello que está en tus manos cambiar. Esto quiere decir que tienes margen de maniobra para modificar el rumbo de tu vida con decisiones y acciones diarias. Más allá de lo que pase a tu alrededor, tú siempre vas a poder decidir y actuar sobre todo aquello que es única y exclusivamente responsabilidad tuya.

Resiliencia y adaptación

La vida seguirá pasando, a tu alrededor seguirán sucediendo cosas que afecten a tu proceso, por supuesto, pero deberás aplicar otros conceptos para enfrentarlas: la resiliencia y la adaptación.

La resiliencia es la capacidad que tenemos todos los seres humanos para afrontar la adversidad. Repito: es una capacidad que tenemos todos. Pero claro, debemos entrenarla, y eso pasa por conocernos y afrontar los retos de la vida con una determinada actitud.

La adaptación ha sido clave para la evolución de la especie. Los que no se adaptaban se extinguían. En la actualidad, el que no se adapta a los cambios que acontecen en su vida no se extingue, pero vive frustrado y amargado pensando en lo que fue y ya no es, o en lo que podría ser y no será. Eso le impide enfocarse en lo que está por venir. Además, dentro de ese bucle de quejas, no es capaz de buscar la solución a sus problemas o el plan para cambiar el rumbo. Porque en una mente llena de pensamientos negativos, queda muy poco espacio para lo bueno, para lo motivador, para el entusiasmo y la positividad.

¿No te pasa que cuando te rodeas de gente que se queja a cada momento y culpa al universo de todas sus desgracias, acabas con un sentimiento de agotamiento psicológico? En esos casos siempre me acuerdo del «gran pensador» Antonio Recio: «Me minan la moral».

Cuando queremos cambiar de hábitos para conseguir un estilo de vida más saludable, que es lo que nos ocupa en este libro, pero nos resistimos a salir de nuestra zona de confort o simplemente estamos perdidos y no sabemos por dónde empezar, somos muy creativos a la hora de elaborar un listado de todas las trabas que nos impiden el paso a la acción.

Te voy a hablar de dos de las más repetidas en consulta:

- No tengo tiempo.
- Mi familia/entorno no me apoya.

Quiero proponerte algunos de los pensamientos que te pueden ayudar a desmontar este diálogo interno que ahora mismo te está impidiendo avanzar.

Mi familia no me apoya en mi cambio

Sin duda, sentirse apoyado por tu entorno más cercano cuando intentas cambiar tus hábitos supone una ayuda inmensa. En algunas ocasiones puede resultar incluso determinante. Si la persona con la que compartes tu vida te apoya y, no solo eso, sino que te acompaña en este camino, te será más fácil evitar recaídas y sentirás que es más llevadero.

Pero ¿qué pasa cuando las personas que conviven contigo no

están por la labor de cambiar sus hábitos? ¿Puedes obligarlas? ¿Eres capaz de entrar en su mente y controlar sus decisiones? No, no puedes.

Puedes intentarlo hablando con ellos sobre la importancia de cuidarse y, si esto no les resuena ni les importa lo más mínimo, puedes pedirles por favor que, al menos, intenten ponértelo más fácil. Esto suele ser bastante complicado porque, como ya hemos comentado, algo fundamental para cambiar de hábitos es la convicción y la determinación. Si tus familiares no están convencidos ni decididos, aunque quieran ayudarte, no será suficiente.

Entonces, ¿qué puedes hacer? Tienes dos alternativas:

- Quejarte eternamente de que tu pareja/hijos/padres/compañeros de piso compran muchos ultraprocesados o no quieren salir a hacer ejercicio contigo, por ejemplo.
- Entender que tu cambio solo depende de ti mismo. Eres dueño de tus propias decisiones y acciones. ¿Va a ser más difícil? Probablemente sí. ¿Imposible? En absoluto.

Si te decantas por la segunda opción, debes aceptar desde el primer momento que esa es tu realidad y dejar de quejarte de ella.

- Convives con personas que no quieren cuidarse.
- Ellos seguirán haciendo las mismas elecciones de siempre.
- Es posible que tengas a tu alcance alimentos de los que te gustaría eliminar de tu dieta.
- Si eres la persona que cocina en casa, puede que sea más complejo compaginar la preparación de las distintas elecciones de la familia.
- Si es otra persona la que cocina, quizá tengas que hablar con ella para que te prepare tus comidas de forma diferente o empezar a cocinarlas tú mismo.

- Y paciencia, porque te puedo asegurar que tu ejemplo, constancia y determinación son los mejores argumentos para convencer a las personas que quieres para que, tarde o temprano, inicien su propio cambio.

Dicen que somos la media de las cinco personas con las que más tiempo pasamos. Es cuestión de tiempo que se queden fascinados con la energía, vitalidad y buen rollo que desprendes después de emprender este viaje.

No tengo tiempo

Empezaremos por lo más básico: el día tiene veinticuatro horas y la semana siete días. Da igual quién seas y dónde vivas, esto funciona así para todo el mundo. Ni el señor más rico del planeta puede comprar tiempo. Hasta aquí estamos todos de acuerdo.

El tiempo del que dispones para hacer todo lo que debes y quieres hacer es limitado. Aunque lo desees, no puedes hacerlo todo ni llegar a todo. Es imposible, y tratar de conseguirlo puede conducirte a un estado de estrés que acabe con tu bienestar tanto físico como emocional.

Así que sí, me creo que tengas la sensación de no tener tiempo. Por eso es necesario que aprendas a distribuirlo en función de determinados innegociables y de prioridades de cada etapa vital.

Lo más normal es que los días vayan pasando con la inercia de lo urgente, que no lo importante, eso que nos pasa por encima cual apisonadora, que dejemos nuestro autocuidado y nuestros objetivos relegados para «algún día», para ese «momento perfecto» en el que confluyan todas las circunstancias ideales y propicias para dar el paso. Hasta que entendemos que ese momento no va a llegar, que ese momento no existe. Y, aunque existan momentos de nuestra vida más complejos sin duda que otros, hasta en esos momentos podemos reservar veinte minutos diarios para atendernos.

Te propongo que lo veas así:

TABLA SOBRE MIS PRIORIDADES

24 HORAS		
LO QUE **TENGO** QUE HACER		LO QUE **QUIERO** HACER
HORARIOS RÍGIDOS: Trabajo Clases Reuniones Visitas médicas	HORARIOS +- FLEXIBLES: Cocinar Comer Dormir Asearse	EJERCICIO OCIO VIDA SOCIAL FORMACIÓN COMPLEMENTARIA REDES SOCIALES

> Nunca hay suficiente tiempo para hacerlo todo, pero siempre hay suficiente tiempo para hacer lo más importante.
> Brian Tracy

Cuando ya has realizado todas las actividades que tienen una duración y temporalización más rígida, como son el trabajo o las clases presenciales, dispones de un tiempo determinado que debes administrar para realizar el resto de las actividades que tienes que hacer, aunque solo sea por mera supervivencia, y todas aquellas que quieres hacer y que también son muy importantes y necesarias para tu bienestar físico y mental. Ese tiempo es el que es: ni más ni menos. Si fuese más, podrías hacer más cosas; si fuese menos, harías menos y deberías ponerte más estricto a la hora de priorizar.

Seguramente, si eres de los que creen que no tienes tiempo, habrás podido ver cómo hay gente que tiene aparentemente el mismo tiempo que tú o incluso menos y, sorprendentemente, realiza más actividades que tú en su día a día. Puede que especules con que cuentan con ayuda con la que tú no o que realmente algo no cuadra y tienen más horas al día. Tu cabeza se vuelve loca intentando averiguar por qué ellos sí y tú no, y acabas enfocándote, como decíamos antes, en elementos externos que no dependen de ti. Porque es posible que sí cuenten con ayuda y no te lo hayan contado, también es posible que no la tengan y simplemente hayan dado con una manera de organizarse que les permita aprovechar de manera más eficiente su tiempo. También es posible que el coste por hacer todo lo que hacen sea padecer estrés y ansiedad y lo vivan en silencio, aparentando ser personas de éxito y felices.

Por tanto, yo te propongo que te centres en ti, sin comparaciones, y en lo que crees que puedes hacer para aprovechar tu jornada, dedicando tiempo de calidad a tu autocuidado, sin que ello acabe con tu equilibrio emocional.

- **Prioridades.** En la vida, muchas veces todo es cuestión de prioridades. Elección constante: si hago esto, no hago lo otro. Si veo Netflix, no estudio. Si voy al gimnasio temprano, duermo menos. Para ordenar tus prioridades, empieza haciéndote preguntas sobre todo eso que quieres hacer y que es importante para ti. Cuáles son las razones que te

hacen desearlo, de dónde nace la motivación y si te visualizas conquistando ese objetivo.
- **Realismo.** No puedes llegar a todo. Es imposible y, además, innecesario. Si quieres conseguir un objetivo y lo has establecido como una prioridad para ti, probablemente donde fallas es en la idea de querer conseguirlo en el mínimo tiempo posible. Puedes ir más lento, lo importante es la constancia.
- **Ladrones de tiempo.** El móvil, la tablet y el resto de los dispositivos electrónicos, así como las redes sociales, son los mayores ladrones de tiempo que existen en la actualidad. Te animo a consultar cuántas horas al día utilizas el móvil. ¿Qué otras actividades podrías realizar en ese tiempo? Créeme que muchas más de las que piensas, como una rutina sencilla de entrenamiento en casa, cocinar las comidas para el próximo día o salir a caminar un rato.
- **Bloqueo de los inicios.** Es posible que ahora mismo te encuentres en el que considero que es uno de los puntos críticos en todo este proceso, ese momento en el que estás a punto de dar el primer paso pero te sientes bloqueado. Te parece que va a ser demasiado y que no vas a poder, porque realmente sientes que no tienes tiempo. Te animo a que lo intentes, a que pruebes diferentes horarios y a base de ensayo-error encontrarás la mejor forma de organizarte. Y esto me lleva al siguiente consejo.
- **El momento perfecto.** Abandona la idea del momento perfecto, porque no existe. El mejor momento es ahora. Como te decía, según como sean tus circunstancias personales, laborales o familiares, tendrás que ir más o menos lento y adaptar tus objetivos al momento presente, pero los pequeños pasos que puedas dar te acercarán cada vez más a tu objetivo. Y confía en mí cuando te digo que, una vez que empiezas y estás plenamente convencido del camino

que has emprendido, vas encontrando formas distintas de organizarte.

- **Sacrificio.** En ocasiones, ni con una buena organización o estableciendo prioridades realistas se consigue llegar a lo que es importante para ti y que deseas hacer. Todo no puede encajar siempre como las piezas de un puzle. A veces hay que sacrificarse, aunque sea de manera temporal, para sacar adelante objetivos o cumplir sueños que nos hacen felices. A mí me ayuda pensar que son sacrificios que pasarán. En mi caso, sé que mis hijos crecerán y dispondré de más tiempo o, al menos, podré organizarlo de otra forma. Pero, mientras eso llega, no me quejo de mi situación, intento organizarme lo mejor que sé y hago pequeños sacrificios con la convicción de que me están llevando por el camino que yo misma he elegido. Como diría mi madre, que para estas cosas es muy sabia: «Sarna con gusto, no pica». Cuando lo quieres de verdad, encuentras la manera.

18
La experiencia Eureka

¿Qué es la experiencia Eureka?

También conocida como *insight* o momento de revelación, se refiere a un tipo de comprensión repentina o comprensión intuitiva que surge de manera inesperada. En el contexto del cambio personal y el desarrollo, la experiencia Eureka puede jugar un papel crucial al proporcionar claridad, inspiración y motivación para realizar cambios muy potentes en el comportamiento o en la forma de pensar.

Se caracteriza por la percepción súbita y clara de una comprensión que antes no estaba totalmente entendida. Es un momento de revelación que puede surgir después de un periodo de reflexión consciente o incluso de manera fortuita, cuando la mente hace conexiones subconscientes entre diferentes ideas o conceptos.

Mi revolución personal se inició con mi cambio de alimentación, y durante el proceso tuve una experiencia Eureka. Era consciente de que había sido así, aunque no fuese capaz, en un primer momento y durante el proceso, de expresarlo con mis palabras. Sentía que estaban cambiando demasiadas cosas en mi vida. Estaba siendo capaz de sentirme, por primera vez, una persona deportista, con fuerza de voluntad, coherente con mi propósito de adquirir unos hábitos de vida saludables. Ese fue el germen de un cambio que se extendió a todas y cada una de las áreas de mi vida. Porque, si estaba siendo capaz de ser la persona que creía que no podía ser en ese ámbito, ¿quién me decía que no podía reinventarme también en muchas otras?

En el ámbito profesional, cambié de trabajo, algo que llevaba años deseando y que había dado por imposible. Tiré a la basura la creencia limitante de que yo estaba destinada a trabajar en algo que no me gustaba porque no podía aspirar a otra cosa. De hecho, decidí seguir formándome y convertirme en dietista. Mejoró mi relación con el dinero, con mis finanzas, borrando de mi mente la idea de que no sabía ahorrar, no tenía fuerza de voluntad y no conseguía ser constante en la gestión de mi dinero. Incluso me matriculé en cursos y formaciones sobre redes, fotografía gastronómica o diseño, pese a estar absolutamente convencida de que no era una persona creativa. Empecé a compartir por redes sociales mi experiencia, mis reflexiones, mis recetas y mi motivación para emprender este cambio pese a pensar que no le iba a interesar a nadie, que no sabría transmitirlo y que era algo absurdo porque yo no sabía hablar en público. Muchas creencias limitantes fueron cayendo una tras otra al mismo tiempo que aumentaba mi autoestima como nunca lo había hecho. No lo consiguió la báscula, lo consiguió mi mente.

Durante esos primeros años de cambio leí mucho, y recuerdo especialmente el libro de la psicóloga Carol Dweck, *Mindset. La actitud del éxito,* cuya lectura supuso para mí poner, por fin, evidencia, palabras y argumentos a lo que había experimentado durante ese viaje hacia un estilo de vida más saludable y pleno. Entendí que había vivido durante años atrapada en una mentalidad fija, como explica Carol Dweck en su libro, donde asumía que mis capacidades, habilidades, fuerza de voluntad, condición física, etcétera, eran estáticas y no podía cambiarlas, evitando enfrentarme a determinados retos con el fin de huir del fracaso a toda costa.

Fue a raíz de mi experiencia Eureka cuando inicié el proceso de evolución hacia una mentalidad de cambio, que ella define como aquella que «se basa en la creencia de que tus cualidades básicas son algo que puedes cultivar por medio del esfuerzo. Aunque seamos diferentes en todos los aspectos —talento, aptitudes, intereses, temperamento—, todo el mundo puede cambiar y crecer por medio de la dedicación y la experiencia».

De hecho, cambió tanto mi mentalidad que hoy me dedico a ayudar a las personas a lograr su propio cambio gracias a esa experiencia Eureka. Gracias a esa revelación interior de que yo podía hacerlo y que dependía en buena parte de mí, hoy soy capaz de plantearme retos y desafíos que, ingenua de mí, había descartado de mi mente con treinta años. A fin de cuentas, todas las capacidades estaban en mi interior y siempre habían estado, yo solo tenía que descubrirlo y experimentarlo. Por eso siempre digo que EL CAMBIO EMPIEZA DENTRO.

19
Tu cambio empieza aquí

Si has llegado hasta aquí, es posible que te preguntes: «Y ahora ¿qué?».

Dar el primer paso es siempre lo más complicado, muchas veces supone dar un salto hacia el abismo de lo desconocido. Se trata de salir de la zona de confort, asumir el riesgo de volver a fracasar y dar por hecho que el proceso no será fácil.

Puede que estés pensando que este es el camino difícil y el más largo; déjame que te diga que es normal que creas eso. Nos han acostumbrado a las soluciones rápidas, al pan para hoy y hambre para mañana, las dietas milagro y los ejercicios infalibles. Todo lo que supone un sacrificio inmediato con una recompensa a medio o largo plazo nos produce cierto rechazo de inicio. Sobre todo, cuando existen predicadores que nos ofrecen soluciones milagrosas con las que conseguir nuestros propósitos sin esfuerzo y en poco tiempo (eso sí, por un buen puñado de euros).

Mi camino puede que requiera avanzar lentamente, cayendo y levantándote una y otra vez, aprendiendo mucho en el proceso, siendo crítico contigo mismo y queriendo mejorar en todo aquello que esté en tus manos. Además, es posible que te enfrente con tus propios miedos y los de aquellos que están a tu alrededor. Pero yo te puedo asegurar que cada paso que das se va quedando grabado en ti y, por muchas malas rachas que vengan, siempre sabrás cómo continuar.

Además de contarte mi experiencia y mis claves, voy a darte unos recursos prácticos para que empieces mañana mismo a trabajar en ese cambio de vida. Espero de todo corazón que te sirvan y te invito a coger papel y boli, dedicarte un ratito cada día para ti y realizarlos desde la más absoluta honestidad contigo mismo. Estoy convencida de que te van a ayudar a dar este primer paso hacia TU CAMBIO.

De dónde vengo

Saber de dónde venimos es fundamental para comprender nuestra identidad actual y los patrones de comportamiento que hemos desarrollado a lo largo del tiempo. Nuestra historia personal, nuestras experiencias pasadas y las influencias que hemos recibido moldean significativamente quiénes somos hoy en día. Al reflexionar sobre nuestros orígenes, podemos entender mejor las raíces de nuestras fortalezas, debilidades, creencias y valores.

Este conocimiento no solo nos proporciona claridad sobre nuestros comportamientos y decisiones actuales, sino que también nos ofrece una oportunidad perfecta para hacernos responsables de nuestro presente y futuro. Reconocer que somos el resultado de nuestras experiencias pasadas nos empodera para efectuar cambios positivos en nuestras vidas. Aunque el pasado puede haber dejado huellas en nosotros, tenemos el poder de modificar nuestra forma de actuar y de pensar hacia el futuro.

Como ya he mencionado, la capacidad de transformar nuestras circunstancias y nuestro destino está en nuestras manos: el cambio empieza dentro. Si comprendemos nuestro pasado, podemos utilizar esa comprensión para construir un presente más consciente y orientado hacia el tipo de vida que queremos. Cada día es una oportunidad para aprender, crecer y ajustar nuestro curso hacia el futuro, en lugar de quedarnos anclados en el «Yo soy así» o «No he tenido suerte».

DE DÓNDE VENGO
Un viaje a mis orígenes

1. Rememora el estilo de vida de tus padres o parientes más cercanos durante tu infancia y adolescencia. ¿Cómo se alimentaban? ¿Hacían ejercicio? ¿Fumaban o bebían alcohol con frecuencia?

   _____
   _____
   _____
   _____

2. ¿Qué valoraciones te transmitieron sobre tu forma de alimentarte? Ejemplos: «Eres mala comedora», «Comes demasiado», «Comes de todo».

   _____
   _____
   _____
   _____

3. En tu infancia y adolescencia, ¿hacías ejercicio? ¿Cuál? ¿Por obligación o por diversión? Si hacías y dejaste de hacerlo, ¿recuerdas el motivo?

_____
_____
_____
_____

4. ¿Qué referentes tenías en tu entorno más cercano que te motivasen a tener un estilo de vida más activo y saludable?

_____
_____
_____
_____

5. ¿Qué le dirías a tu yo de veinte años? ¿Lo animarías a empezar a cuidarse? ¿Piensas que es tarde para hacerlo?

_____
_____
_____
_____

6. ¿Crees que tu pasado determina tu futuro? ¿Puedes trabajar para cambiarlo o solo te queda resignarte?

_____
_____
_____
_____

La rueda de la vida

Esta es una herramienta visual que te permite evaluar y equilibrar las distintas áreas de tu vida. Se utiliza para obtener una visión clara de tu nivel de satisfacción en diferentes aspectos de tu vida. La idea es identificar áreas que requieren atención y trabajar para mejorar el equilibrio general.

Evaluar regularmente tu rueda de la vida es crucial para mantener un bienestar integral. Te ayuda a reconocer áreas donde estás prosperando y aquellas que necesitan más atención. Así puedes establecer metas específicas y trabajar en un plan de acción para lograr un equilibrio más armonioso. Este equilibrio es fundamental para sentirte completo y satisfecho, ya que todas las áreas de tu vida están interconectadas.

Áreas de la rueda de la vida

La rueda de la vida se divide en varias secciones, cada una representando un área clave de la vida. Estas son las más comunes:

1. **Salud y bienestar.** Estado físico y mental, energía, vitalidad.
2. **Carrera/trabajo.** Satisfacción en el trabajo, logros profesionales, ambiente laboral.
3. **Finanzas.** Seguridad financiera, manejo del dinero, ahorro.
4. **Relaciones.** Calidad de las relaciones familiares, amistades, pareja.
5. **Diversión y ocio.** Actividades recreativas, aficiones, tiempo libre.
6. **Crecimiento personal.** Desarrollo personal, educación, espiritualidad.
7. **Contribución.** Aportar a la comunidad, voluntariado, ayudar a otros.

8. **Ambiente físico.** Hogar, lugar de trabajo, entorno en general.

Cómo usar la rueda de la vida

1. **Evalúa cada área.** Califica tu nivel de satisfacción en cada área del 1 al 10, donde 1 es muy insatisfecho y 10 es completamente satisfecho.
2. **Marca las puntuaciones.** En la rueda, marca tu puntuación para cada área.
3. **Conecta los puntos.** Une los puntos para formar un gráfico que te dará una representación visual de tu balance actual.
4. **Analiza el gráfico.** Observa las áreas con puntuaciones bajas y reflexiona sobre por qué son así.
5. **Establece metas.** Define objetivos claros para mejorar las áreas que necesitan atención.
6. **Plan de acción.** Diseña un plan de acción específico para trabajar en tus objetivos.

Plantilla de la rueda de la vida

Área de la vida	Puntuación (1-10)
Salud	
Dinero	
Amor	
Familia	
Profesión	
Desarrollo personal	
Ocio	
Amigos	

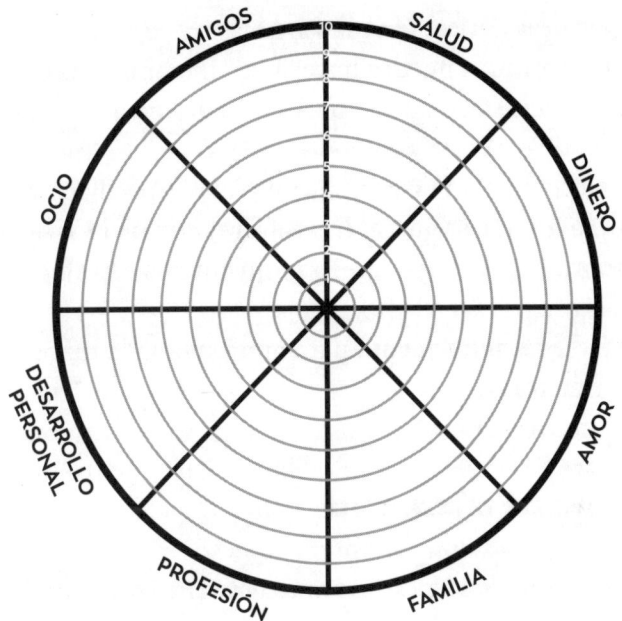

Pasos para dibujar la rueda de la vida

1. Dibuja un círculo grande dividido en ocho secciones (como una pizza).
2. Etiqueta cada sección con una de las áreas de la vida.
3. En cada sección, del centro hacia el borde, marca del 1 al 10 tu nivel de satisfacción.
4. Conecta los puntos para visualizar tu rueda.

Reflexión y acción

Después de completar tu rueda de la vida, reflexiona sobre los siguientes puntos:

- ¿Qué áreas necesitan más atención?
- ¿Qué cambios puedes hacer para mejorar esas áreas?
- ¿Qué recursos o apoyo necesitas para alcanzar tus metas?

Establece un plan de acción con pasos específicos y realistas para trabajar en cada área. Revisa tu rueda de la vida regularmente para seguir tu progreso y ajustar tus estrategias según sea necesario.

¡Utiliza esta herramienta para crear una vida más equilibrada y satisfactoria!

El motivo de mi cambio

Ya sabes de dónde vienes, ahora es necesario saber hacia dónde vas y, lo más importante para mí, ¿por qué? ¿Qué te mueve a tomar la decisión de dar este cambio a tu vida?

Puede que al principio te cueste encontrar esa motivación que te ayude a arrancar, por eso te dejo estas frases, para que puedas terminarlas con el objetivo de poner por escrito lo que realmente te remueve por dentro. Al leerlas lo verás más claro, tendrás esa fuerza para lograrlo o, al menos, para encontrar los mecanismos para hacerlo.

QUIERO... _____
_____
_____
_____
_____

ME MOTIVA... _____
_____
_____
_____
_____
_____

DENTRO DE 5 AÑOS
ME VEO... _____
_____
_____
_____
_____
_____

PUEDO... _____
_____
_____
_____
_____
_____

Tu motivo poderoso

Todos necesitamos un para qué, un motivo poderoso que nos impulse a través de los desafíos y nos mantenga enfocados en nuestro objetivo. Este deseo ardiente es la chispa que enciende el fuego de la motivación y la determinación. El problema es que vivimos contaminados por los deseos o motivaciones de los demás, por lo que «se espera de nosotros», y por lo que la sociedad nos va dictando que debe ser nuestra aspiración. Estamos desconectados de lo que queremos de verdad, de lo que nos motiva a cada uno en lo más profundo de nuestro ser como individuos únicos e irrepetibles que somos.

Cuando adelgacé treinta kilos y me encontraba en mi peso más bajo que recuerde, creía que sería más feliz, que habría logrado eso que iba a darme seguridad en mí misma, pero no fue así. En ese momento mi mayor satisfacción venía de todo lo que estaba superándome a nivel deportivo. Porque yo nunca había sentido que fuera capaz. Más tarde cambié de disciplina deportiva y seguí demostrándome que podía seguir aprendiendo y, lo más importante, divirtiéndome y compartiendo con personas con los mismos intereses que yo. Mi cuerpo cambió, gané peso, masa muscular. Al principio me costó encajar estos cambios físicos, pero de una manera muy respetuosa conmigo misma fui entendiendo que eran el producto de cambios en mi entrenamiento, que además me permitían seguir mejorando y pasándolo bien, y que yo no valía lo que indicaba un número en la báscula. Yo valía simplemente por SER.

No hemos venido al mundo para agradar a los demás. Hemos venido para disfrutar, aprender, crecer, caer, volver a levantarnos y seguir aprendiendo y disfrutando. Y nuestro cuerpo es nuestra casa, es lo único que nos acompaña desde que nacemos hasta que morimos. No podemos vivir odiándolo por no encajar en unos estándares que ni siquiera hemos decidido nosotros.

Así pues, este motivo poderoso del que hablo debe provenir de ti mismo, debe ser algo que realmente deseas, no lo que los demás esperan de ti. No deberías querer perder peso porque la sociedad dice que debes estar delgado. Tu motivo poderoso podría ser tener más energía para jugar con tus hijos o nietos, para sentirte más seguro de ti mismo, para divertirte superando tus propios límites, para rendir en el deporte que te gusta y has elegido practicar...

Antes de definir tus objetivos y diseñar tu plan de acción, te invito a que te tomes un tiempo para reflexionar y encontrar ese deseo ardiente. ¿Por qué quieres cambiar? ¿Qué significa para ti este cambio? Escribe estas razones y guárdalas en un lugar visible para recordarte por qué estás haciendo esto cuando las cosas se pongan difíciles. SPOILER: siempre se ponen difíciles, no existe ningún proceso que realmente vaya a ser transformador, que no tenga momentos difíciles.

Tu motivo poderoso es tu faro en la noche, el que te guiará cuando te sientas perdido. Recuerda: este es tu viaje y solo tú puedes decidir hacia dónde te diriges. Así que elige un objetivo que realmente signifique algo para ti, y que esté alineado con tus valores y tu motivo poderoso.

Y recuerda que cambiar tus hábitos no se trata de alcanzar la perfección, se trata de hacer pequeñas mejoras constantes. Y con un deseo ardiente y un objetivo claro, no hay nada que no puedas lograr.

MOTIVOS PARA CAMBIAR

Piensa en todos los motivos por los que querrías cambiar y ordénalos según la importancia que les das.

POCA	MEDIA	MUCHA
_____	_____	_____
_____	_____	_____
_____	_____	_____
_____	_____	_____
_____	_____	_____
_____	_____	_____
_____	_____	_____

MOTIVOS PARA NO HACERLO
Escribe los motivos por los que no cambiar, aquello que hace que continúes en tu situación actual o sobre las desventajas de iniciar un cambio.

_____
_____
_____
_____
_____
_____
_____

Tomando las riendas de mi cocina

Ya hemos hablado de la importancia de una buena organización a la hora de cambiar nuestros hábitos y estilo de vida. Además de ayudarnos a ahorrar dinero, a evitar el desperdicio de alimentos y a invertir menos tiempo en el proceso, es fundamental para evitar malas decisiones y *snacks* de última hora poco recomendables.

Gracias a una buena organización, es más fácil cumplir nuestros objetivos. Nos dará seguridad y nos quitará ese dolor de cabeza de estar pensando a diario qué comemos o cenamos.

Todo empieza con una buena lista de la compra. Te cuento cómo lo hago y te dejo una plantilla que será tu mejor aliada.

Lista de la compra inversa

El momento de hacer la lista de la compra es muy importante. A veces confeccionamos un menú, saludable y delicioso, y nos disponemos a hacer la lista revisando en nuestra despensa si nos falta algún ingrediente. Pero lo que ocurre muchas veces es que tenemos alimentos ya en casa que compramos por impulso, sin planificar, y, al no tenerlos en cuenta para el menú, se acaban echando a perder, con el consiguiente derroche económico y despilfarro de comida que ello supone. ¿Cómo podemos evitar esto? Pues con la lista de la compra inversa.

¿En qué consiste?
Consiste en hacer la lista de la compra partiendo de la base de lo que ya tenemos en casa, una vez confeccionado nuestro menú semanal, para comprar únicamente aquello que nos falta.

¿Cómo hacerla?
1. Antes de sentarte a planificar el menú, tienes que hacer inventario.

2. Revisa la despensa, la nevera y el congelador. Este último es muy importante, en él se esconden grandes tesoros que pueden caer en el olvido.

3. Anota la cantidad de los alimentos que tienes. Esto es necesario para adecuar el menú al número de comensales.

4. Piensa recetas o busca inspiración en internet o en libros de recetas para cocinar con los ingredientes que has anotado en el inventario. No te preocupes si te faltan ingredientes, pero la idea es que todas las recetas contengan los que ya tienes.

5. Confecciona un menú equilibrado.

6. Anota los ingredientes que te faltan: ¡esos serán los únicos que compres!

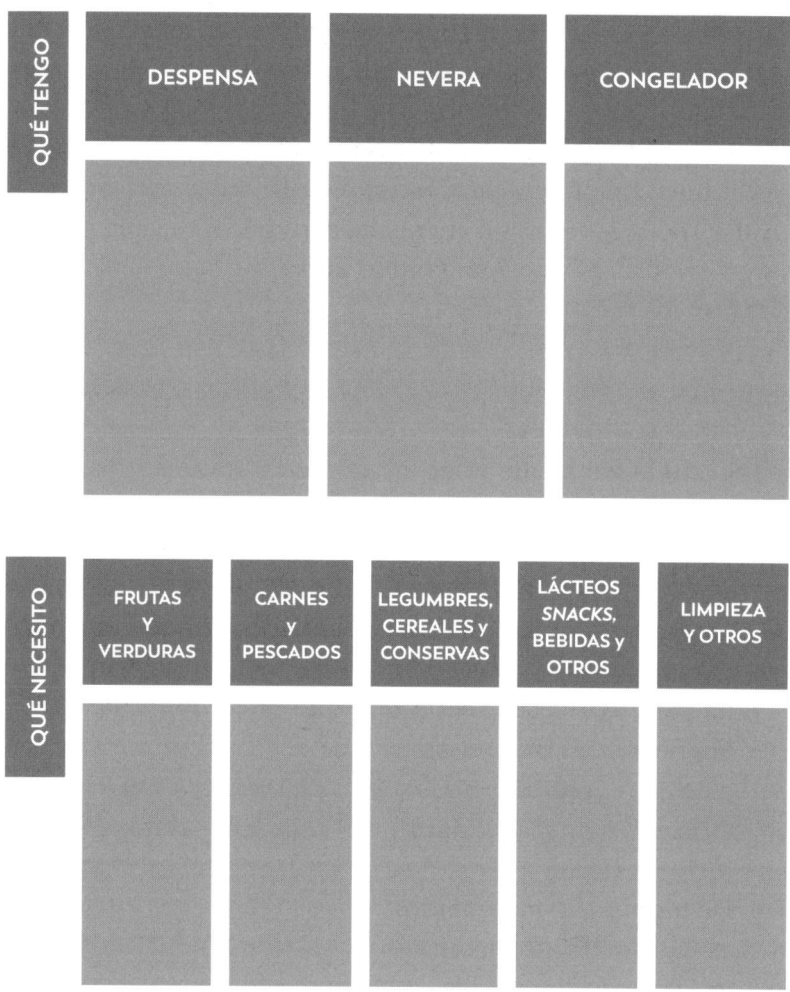

El menú del cambio

La planificación de tu menú semanal debe ser un momento de tranquilidad donde te centres en pensar qué puedes comer y cenar durante los próximos cinco a siete días.

Debes tener en cuenta el tiempo del que vas a disponer para cocinar, si vas a hacer o no *batch cooking*, si cocinarás la noche anterior o en el momento de comer, si te tienes que llevar la comida al trabajo, si los niños se quedan o no al comedor, si tienes alguna comida fuera de casa, etcétera.

Un buen menú, realista, fácil y equilibrado, será tu mejor aliado. Todos queremos comer bien, pero pocos quieren pasarse horas y horas en la cocina. Por eso la organización y planificación son tus mejores amigas.

A tener en cuenta

- **El ritual del menú.** Elige un momento tranquilo para planear tu menú semanal. Tómatelo en serio, vas a pensar dos horas a cambio de no hacerlo durante toda la semana.
- Ten cerca tu **agenda** para saber qué otras actividades has programado para ese día y calcular tu tiempo disponible para cocinar.
- La plantilla es de **lunes** a **domingo** para que tengas total libertad, pero mi consejo es que dejes uno o dos días sin planificar para acabar las sobras de la nevera y la despensa antes de comprar y para posibles extras como comidas fuera de casa.
- De lunes a viernes intento:
  - Legumbres: 4 días
  - Huevos: 2 días
  - Pescado: 2 días
  - Carne: 2 días
- **Cuelga el menú en la nevera y revísalo todos los días** a la misma hora por si tienes que dejar algo preparado (remojo, marinado, etcétera) o sacar algún alimento del congelador.

EL CAMBIO EMPIEZA DENTRO

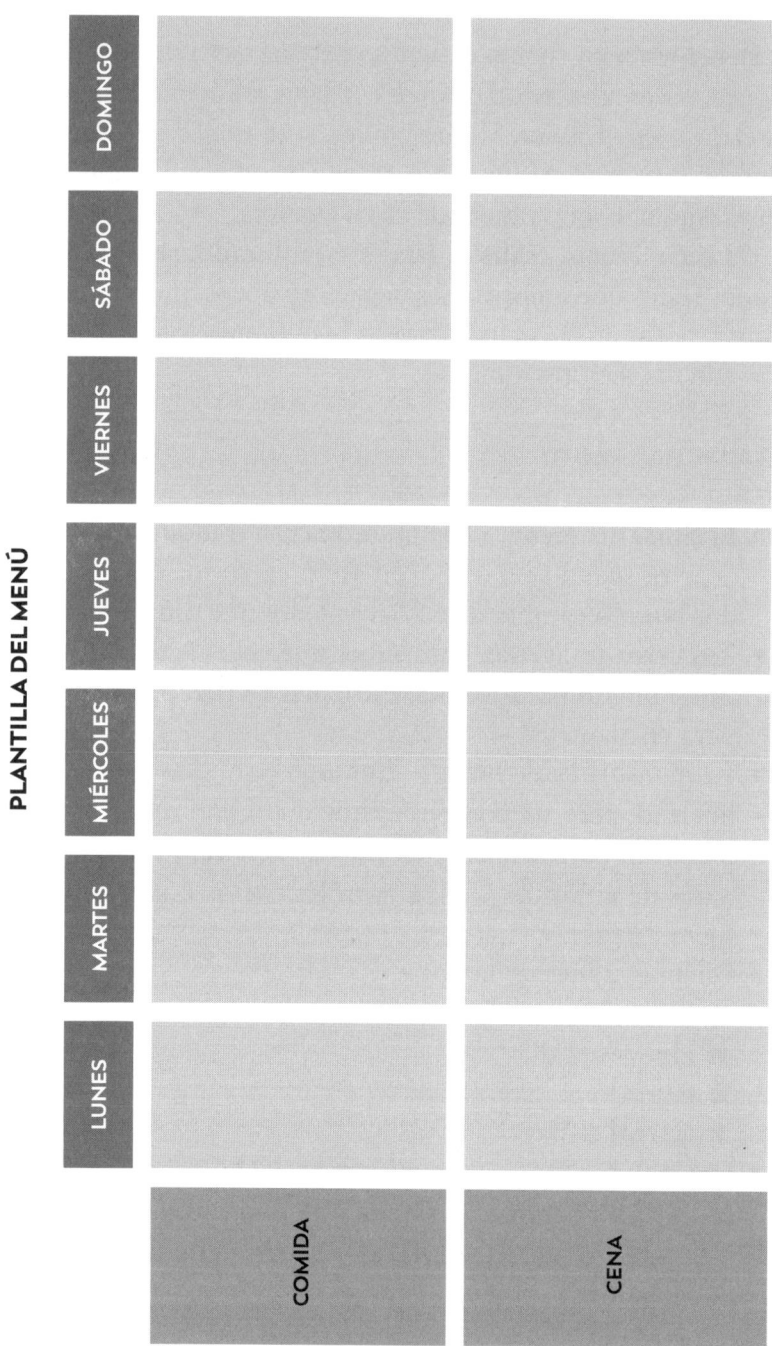

EJEMPLO DE MENÚ DE UNA SEMANA CUALQUIERA EN MI FAMILIA

	LUNES	MARTES	MIÉRCOLES	JUEVES	VIERNES	SÁBADO	DOMINGO
COMIDA	Crema de coliflor con **garbanzos** crujientes	Cuscús con verduras asadas y **pollo**	Pastel de patatas con boloñesa de **lentejas**	Ensalada completa y **huevos** rellenos de guacamole	**Guisantes** salteados con jamón, zanahorias baby y patatas	**Nos damos un homenaje**	**Poke bowl** con arroz, salmón, edamames, cebolla morada, aguacate, zanahoria y pepino
CENA	Boniato especiado al horno con **salmón** al papillote	Sopa de quinoa con menestra de verduras y **huevo**	Crema de calabaza y zanahoria y **lomo** a la plancha con champiñones	**Merluza** al horno con patatas panadera, pimientos y cebolla	**Hummus** de remolacha con **crudités** de verduras y ensalada, y pan integral	**Pizza integral casera**	Crema de calabacín y puerro, y fajita integral rellena de pavo y queso

Ejercicio y movimiento. Mi objetivo deportivo

He reiterado varias veces los beneficios que supone marcarte un objetivo a fin de mantenerte motivado para hacer ejercicio o afrontar cualquier otro reto.

Recuerda que los aspectos más importantes a la hora de establecer una meta son:

1. **Tiene que ser realista.** Sé consciente de tu contexto y de tu estado de forma actual a la hora de fijarte un reto. Tanto si es demasiado fácil como si es demasiado ambicioso, es posible que fracases.
2. **Tienes que quererlo tú.** Olvídate de los deseos y aspiraciones de otros, de las modas y de lo que crees que te haría feliz. Visualízate conquistándolo y, si te emociona de verdad, es para ti.
3. **Tiene que tener una fecha límite.** Cuando tienes un examen o una fecha de entrega, no te andas por las ramas. Con esto pasa lo mismo: grábate a fuego esa fecha y disponte a darlo todo para llegar a tiempo.
4. **Hacerlo público puede ayudarte.** Cuando haces público un objetivo (y no me refiero necesariamente a publicarlo en redes sociales, sino a comentarlo con tus amigos y familiares), adquieres un mayor compromiso con el mismo.
5. **Busca inspiración.** Tener referentes que lo hayan logrado, partiendo de un punto de partida parecido al tuyo, te ayudará a motivarte e incluso a aprender estrategias nuevas que no conocías.
6. **Debe ir acompañado de un plan de acción.** De nada sirve marcarse un objetivo si no va acompañado de un plan para conseguirlo. Tienes que saber dónde quieres llegar, pero es mucho más importante que sepas cómo lo vas a hacer.

7. Ponlo por escrito. Cuando escribimos nuestros objetivos conseguimos clarificarlos, dejan de ser ideas abstractas bailando en nuestra cabeza. Hasta que no lo pongas por escrito, serán deseos, esperanzas o fantasías.

A continuación te ofrezco una plantilla para que pongas sobre el papel tu objetivo. Recuerda que no hay objetivos de primera o de segunda. Todos son importantes y todos deben ser afrontados con las mismas ganas e ilusión.

MI OBJETIVO

QUÉ	POR QUÉ	CUÁNDO

Foto inspiradora

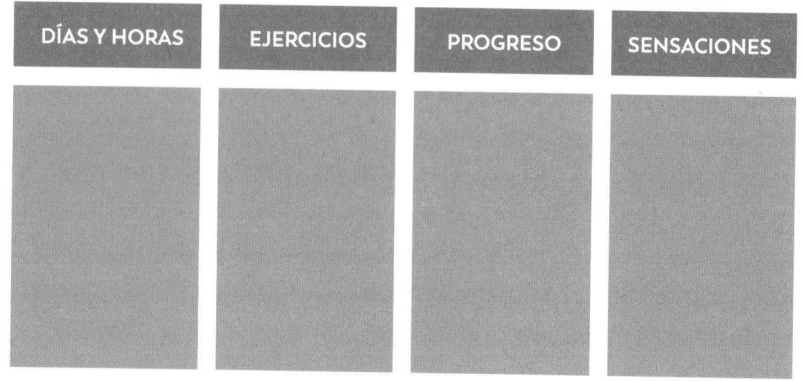

Mentalidad positiva y autoconocimiento

El cambio que quieres iniciar en tu vida implica entender que somos un todo conectado, no somos únicamente un cuerpo que debe comer o moverse para sentirse sano y en forma. La mente juega un papel fundamental en este proceso y, desde mi punto de vista, es determinante para lograr el éxito a largo plazo.

Por eso te propongo que te conozcas y que te escuches. Que descubras de dónde vienes, dónde estás y diseñes hacia dónde quieres ir, porque tu destino está en tus propias manos.

Para ello, como siempre, te propongo que pongas por escrito todos tus descubrimientos, porque eso hará que logres comprenderlos y darles la importancia que tienen.

Para facilitarte la tarea, te ofrezco unas plantillas y unas actividades que te van a ayudar. Como siempre, espero que te sean de utilidad y que disfrutes completándolos.

Cómo me hablo

Para valorar tus progresos de una manera objetiva y justa, es necesario que te quieras y respetes como harías con un amigo o un hermano. Debes ser condescendiente contigo mismo. No se trata de compadecerse, pero es muy importante no exigirse aquello que no exigirías a nadie más y no culpabilizarse de lo que no culpabilizarías a otras personas. Por eso te invito a que hagas este ejercicio, para que seas consciente de lo mal que nos hablamos y de cómo nos juzgamos. Espero que te sirva como un primer paso para quererte mejor.

¿Qué es lo que menos te gusta de ti?

_____
_____
_____
_____

Escribe las frases que te dices acerca de eso.

_____
_____
_____
_____

Reflexiona si se las dirías a un amigo.

_____
_____
_____
_____

¿Qué es lo que más te gusta de ti?

_____
_____
_____
_____

Escribe lo que te dirías acerca de eso.

_____
_____
_____
_____

Mis prioridades

Permíteme que te diga que, si en tu día a día no encuentras un espacio de tiempo para hacer aquello que realmente quieres hacer, que te hace feliz y te llena, o te ayuda a alcanzar tus sueños y propósitos vitales, algo no funciona.

> Cada día me miro en el espejo y me pregunto: «Si hoy fuese el último día de mi vida, ¿querría hacer lo que voy a hacer hoy?». Si la respuesta es «no» durante demasiados días seguidos, sé que necesito cambiar algo.
> STEVE JOBS

Es normal pasar por etapas más estresantes en las que es realmente difícil llegar a todo y, mucho menos, aspirar a hacer más.

Pero cuando esto se cronifica y nunca tenemos tiempo para

nada de lo que queremos realmente hacer, y van pasando los meses y los años y nuestros sueños y aficiones siguen apartados en un rincón, es hora de pasar a la acción y tomar cartas en el asunto.

Puede que tengas tiempo para hacer todo lo que quieres, pero lo más probable es que debas priorizar y posponer o aplazar objetivos o sueños mientras estás ocupado en otros. Esto no es lo mismo que limitarse a decir «No tengo tiempo», sin actuar, renunciando a ellos. Se trata de ser realista y saber que AHORA no es posible, pero LO SERÁ.

Te animo a despertar tu creatividad e intentar hacer las cosas de manera diferente.

Y recuerda: cuando estás realizando una actividad, la que sea, estás dejando de realizar muchas otras. Parece una obviedad, pero a veces se nos olvida y perdemos el tiempo en aquello que no es nuestra prioridad.

Te sugiero que rellenes esta tabla sobre las tareas que tienes que hacer en tu día a día y las que te gustaría hacer.

Dentro de las que tienes que hacer encontrarás, en cuanto a horarios se refiere, las rígidas: trabajar, actividades extraescolares, horarios de clase, etcétera, y las flexibles: comer, dormir, etcétera. Ambas son imprescindibles, pero las segundas podemos adaptarlas a nuestros horarios; en cambio, las primeras nos vienen dadas de manera externa la mayor parte de las veces.

Al rellenar esta tabla podrás establecer cuáles son tus prioridades y qué cosas quieres hacer y todavía no estás haciendo. Este será el primer paso para lograrlas, puesto que tu mente deberá empezar a pensar la manera de encajarlas en el puzle de tu día a día.

24 HORAS	
LO QUE TENGO QUE HACER	LO QUE QUIERO HACER
RÍGIDAS / FLEXIBLES 1. 1. 2. 2. 3. 3. 4. 4.	1. 2. 3. 4.

Creando una rutina matutina

Empezar el día con un buen hábito alineado con tus objetivos y valores es fundamental para tomar el control de tu vida. La manera en que inicias tus mañanas determina el tono y la productividad de toda la jornada. Al planificar una rutina matutina bien pensada y estructurada, te preparas para afrontar los desafíos diarios con una mentalidad positiva y enfocada. Este hábito no solo te ayuda a organizar y planificar tu jornada, sino que también te permite ser proactivo en lugar de reactivo, asegurándote de que seas tú quien lleva el día y no el día el que te lleva a ti.

Intenta incluir en esa rutina matutina actividades que promuevan tu bienestar físico, mental y emocional. Desde el momento en que te despiertas, cada acción debe estar orientada a alimentar tu cuerpo con energía, tu mente con claridad y tu espíritu con motivación. Ya sea a través de la meditación, el ejercicio, la lectura o la planificación del día, estos hábitos matutinos se convertirán en pilares que sostendrán tus esfuerzos diarios.

Pero recuerda: no se trata de la cantidad de actividades que realices, sino de la calidad y la intención detrás de cada una. Dedica tiempo a lo que realmente importa, y verás cómo, poco a poco, las vas integrando en tu rutina, al igual que cepillarte los dientes o ponerte la crema hidratante. Aquí te dejo una plantilla para que diseñes tu propia rutina matutina, adaptándola a tus necesidades y objetivos personales.

EJEMPLO:
MI MAÑANA PERFECTA
DÍA 01/10/23

Elemento de la rutina	Descripción
Hora de despertar	Despertarme a las 6.30 de lunes a sábado
Actividad de inicio	15 minutos de estiramientos, flexiones y sentadillas
Desayuno saludable	Gachas de avena con fruta y frutos secos
Tiempo de lectura/reflexión	5 páginas de un libro mientras desayuno
Objetivos del día (máximo 3)	— Llegar a los 10.000 pasos diarios — Cumplir mi menú del día — Limitar el tiempo en redes sociales a una hora y media

MI MAÑANA PERFECTA
DÍA: __/__/__

Elemento de la rutina	Descripción
Hora de despertar	
Actividad de inicio	
Desayuno saludable	
Tiempo de lectura/reflexión	
Objetivos del día (máximo 3)	

Utiliza esta tabla para estructurar tu rutina matutina de manera efectiva y adaptarla a tus necesidades y objetivos personales.

Registro de hábitos (habit tracker)

Soy superfán de los *habit tracker*. Hoy existen multitud de apps para móvil en las que registrar y hacer seguimiento de nuestros hábitos. No obstante, como buena *millenial*, soy bastante defensora del poder del papel y de la escritura manual. Me gusta imprimir mi plantilla de *habit tracker* y colocarla en un lugar visible, para así, día a día, a modo de ritual, ir tachando mis logros.

Uno de los aspectos más importantes en el camino hacia la transformación personal es la constancia, eso lo tenemos ya claro. Sabemos que cambiar hábitos no es algo fácil, pero llevar un registro diario puede marcar la diferencia entre el éxito y el estancamiento. Muchas veces no somos conscientes de lo que estamos logrando porque no lo vemos materializado por escrito en ningún sitio. Nuestra mente es experta en dar importancia a pequeños eventos, especialmente si son negativos, obviando el resto, aunque sean mayoría. Un ejemplo: llevas toda la semana siguiendo tu plan nutricional de la mejor manera posible y, llegado el fin de semana, surgen un par de planes sociales que te hacen salirte de tus pautas. En ese momento tu cerebro te lleva a la mentalidad de: «Lo hago siempre mal, la he liado». Con un registro, puedes ver tu progreso real, identificar patrones y mantenerte motivado al observar cómo tus esfuerzos se van acumulando día tras día. Sobre el papel, estamos hablando de un 85 por ciento de cumplimiento, lo cual es más que suficiente y sostenible para lograr tu objetivo a largo plazo.

Llevar un registro de hábitos es como tener un mapa de tu viaje. Te muestra dónde has estado y hacia dónde te diriges. Al anotar cada día los hábitos que estás trabajando, puedes celebrar tus logros y ser consciente de los días en los que necesitas esforzarte un poco más. No se trata de ser perfecto, sino de ser constante. Incluso en los días difíciles, este registro te ayudará a recordar por qué empezaste y a mantenerte enfocado en tus objetivos.

La plantilla que te ofrezco a continuación te servirá para anotar y seguir tus hábitos diariamente. Utilízala con compromiso y verás cómo, con el tiempo, esos pequeños pasos se convierten en grandes avances. ¡Vamos a por ello!

EJEMPLO:
HABIT TRACKER
SEMANA 1 DEL 01/10 AL 07/10

Hábito	Día 1	Día 2	Día 3	Día 4	Día 5	Día 6	Día 7
Seguir mi plan nutricional	✔	✔	✔	✘	✔	✘	✔
Caminar 10.000 pasos	✔	✘	✔	✔	✔	✔	✘
Irme a dormir antes de las 23.00	✔	✔	✔	✔	✔	✘	✔

HABIT TRACKER
SEMANA _____ DEL _____ AL _____

Hábito	Día 1	Día 2	Día 3	Día 4	Día 5	Día 6	Día 7

Esta tabla es tu herramienta para el seguimiento semanal de tus hábitos. Úsala diariamente y observa cómo tu constancia te lleva cada vez más cerca de tus objetivos.

Regla de los dos días

La constancia es clave para establecer y mantener nuevos hábitos, pero todos sabemos que la vida puede ser impredecible. A veces, a pesar de nuestras mejores intenciones, no logramos seguir un hábito en un día específico. Aquí es donde entra en juego la regla de los dos días.

La regla de los dos días es un principio sencillo pero poderoso: nunca dejes que pase más de un día sin seguir tu hábito. Si un día no puedes cumplirlo, asegúrate de hacerlo al siguiente. Este enfoque flexible e indulgente te permite mantener la motivación sin ser demasiado duro contigo mismo por los días en los que las cosas no salen según lo planeado.

¿Por qué es importante la regla de los dos días?

1. **Mantiene la motivación.** Al asegurarte de retomar tu hábito al día siguiente, evitas que una falta ocasional se convierta en un abandono prolongado.
2. **Reduce la presión.** Saber que tienes un margen de un día te ayuda a manejar el estrés y la culpa que pueden surgir al no cumplir con un hábito.
3. **Fomenta la resiliencia.** Aprender a recuperarte rápidamente de los deslices fortalece tu fuerza de voluntad y tu capacidad para mantenerte en el camino a largo plazo.

Cómo aplicar la regla de los dos días

- **Sé consciente de tus hábitos.** Lleva un registro diario para que puedas identificar rápidamente los días en los que no cumpliste con tu hábito. Es importante que el registro sea por escrito y lo más concreto posible, para poder evaluar objetivamente su cumplimiento.

- **Reflexiona sin juzgar.** En lugar de castigarte por los días que fallas, reflexiona sobre lo que te impidió seguir tu hábito y planifica cómo superarlo la próxima vez.
- **Vuelve a intentarlo inmediatamente.** No esperes al lunes o al primer día del mes. Vuelve a tu hábito al día siguiente sin falta.

EJEMPLO:
LA REGLA DE LOS DOS DÍAS

Hábito	Hacer ejercicio
Fecha de inicio	01/07/2024
Fechas cumplidas	01/07, 02/07, 04/07, 05/07, 06/07, 08/07, 09/07, 11/07, 12/07, 14/07, 15/07, 16/07, 18/07, 19/07, 21/07, 22/07, 23/07, 25/07, 26/07, 28/07, 29/07, 31/07
Reflexión sobre los días no cumplidos	TUVE UNA REUNIÓN O UN IMPREVISTO FAMILIAR.

SEMANA 1

Día	1	2	3	4	5	6	7
Cumplido	✔	✔	✗	✔	✔	✔	✗

SEMANA 2

Día	8	9	10	11	12	13	14
Cumplido	✔	✔	✗	✔	✔	✗	✔

SEMANA 3

Día	15	16	17	18	19	20	21
Cumplido	✔	✔	✗	✔	✔	✗	✔

SEMANA 4

Día	22	23	24	25	26	27	28
Cumplido	✔	✔	✘	✔	✔	✘	✔

SEMANA 5 (SI CORRESPONDE)

Día	29	30	31
Cumplido	✔	✘	✔

Reflexión sobre los días no cumplidos

- Día 3
  — Tuve una reunión que se alargó y llegué a casa muy cansado.
- Día 7
  — No me sentía bien de salud.
- Día 10
  — Día muy ocupado en el trabajo.
- Día 13
  — Estaba de viaje y no tuve acceso a un gimnasio.
- Día 17
  — Me surgió un imprevisto familiar.
- Día 20
  — Estaba demasiado agotado.
- Día 24
  — No me organicé bien y se me pasó el día.
- Día 27
  — Me sentí abrumado.
- Día 30
  — No tuve tiempo por una emergencia laboral.

LA REGLA DE LOS DOS DÍAS

Hábito	
Fecha de inicio	
Fechas cumplidas	
Reflexión sobre los días no cumplidos	

SEMANA 1

Día	1	2	3	4	5	6	7
Cumplido							

SEMANA 2

Día	8	9	10	11	12	13	14
Cumplido							

SEMANA 3

Día	15	16	17	18	19	20	21
Cumplido							

SEMANA 4

Día	22	23	24	25	26	27	28
Cumplido							

SEMANA 5 (SI CORRESPONDE)

Día	29	30	31
Cumplido			

Reflexión sobre los días no cumplidos

- Día _____
  - ■ _____
- Día _____
  - ■ _____
- Día _____
  - ■ _____

Agradecimiento diario

El agradecimiento es una herramienta superpoderosa para entrenar una mentalidad positiva y mejorar nuestro bienestar. Al enfocarnos en las cosas por las que estamos agradecidos, entrenamos nuestra mente para ver lo bueno en nuestra vida, incluso en medio de las dificultades. Este simple acto de reconocer y valorar lo que tenemos produce un impacto muy profundo en nuestra perspectiva, ayudándonos a sentirnos más felices, optimistas y satisfechos con los pasos que estamos dando, en lugar de centrarnos en los que no hemos dado todavía.

Practicar el agradecimiento diario no solo nos hace más conscientes de nuestras capacidades, sino que también nos ayuda a desarrollar una mayor resiliencia emocional. Cuando nos enfrentamos a dificultades, tener una práctica de agradecimiento nos permite encontrar luz en la oscuridad y mantenernos enfocados en lo que realmente importa. Es una manera de recordarnos que, a pesar de los altibajos, siempre hay algo por lo que podemos estar agradecidos y orgullosos.

Además, el agradecimiento diario fomenta una mentalidad de abundancia en lugar de escasez. En vez de centrarte en lo que te falta, aprendes a apreciar lo que ya tienes, lo cual puede abrir puertas a nuevas oportunidades y mejorar tus relaciones con los demás. Al expresar gratitud, también fortaleces tus conexiones personales, ya que las personas se sienten valoradas y apreciadas.

Te invito a que incorpores esta práctica en tu vida diaria. A continuación te ofrezco una plantilla para que anotes cada día tres cosas por las que estás agradecido. Al hacerlo, comenzarás a ver cómo tu mentalidad cambia y cómo la gratitud transforma tu forma de ver el mundo y tu propio proceso de cambio.

Al finalizar la semana, haz un balance semanal que te ayude a reflexionar mejor sobre cómo ha ido. Esto nos ayuda a conectar con nosotros mismos, en lugar de seguir la inercia del día a día, sin propósito ni rumbo fijo.

También te dejo una plantilla diaria, por si prefieres coger un cuaderno y escribir tu propio diario de agradecimientos.

EJEMPLO:
AGRADECIMIENTO DIARIO

Fecha	Razón 1	Razón 2	Razón 3
Ejemplo 01/07/2024	Madrugar me ha ayudado a ser más productivo.	He avanzado mucho en mi proyecto.	He sacado treinta minutos para caminar.
Día 1			
Día 2			
Día 3			
Día 4			
Día 5			
Día 6			
Día 7			

AGRADECIMIENTO DIARIO

Fecha	Razón 1	Razón 2	Razón 3
Día 1			
Día 2			
Día 3			
Día 4			
Día 5			
Día 6			
Día 7			

BALANCE SEMANAL

¿Qué me ha hecho sentir mejor?

_____
_____
_____
_____

¿Qué me ha hecho sentir peor?

_____
_____
_____
_____

¿Qué aspectos puedo mejorar y cómo?

_____
_____
_____
_____

¿Cuáles han sido mis mayores logros?

_____
_____
_____
_____

Modo diario:
Fecha:
Tres cosas por las que estoy agradecido:

1. _____
2. _____
3. _____

Un logro de hoy:

_____
_____
_____
_____

Cómo me he sentido hoy:

Algo que puedo mejorar mañana:

Agradecimientos

A mi familia, por enseñarme el valor del esfuerzo, el sacrificio y la honestidad.

A mi abuelo Miguel, que estaría orgulloso de ver a su nieta escribir su propio libro.

A mis amigos, por su apoyo constante y por creer en mí más que yo misma.

A la comunidad de *El cambio empieza dentro*, por su confianza y apoyo incondicional. Sin vosotros, este libro no sería posible.

A mi Tribu del Cambio, por haber creado un espacio de motivación, risas y cuidado donde sentirnos conectados con un mismo propósito.

A mis pacientes, de quienes aprendo cada día, y que me recuerdan que lo que mueve mi vida es ayudar a mejorar las suyas.

«Para viajar lejos no hay mejor nave que un libro».
EMILY DICKINSON

Gracias por tu lectura de este libro.

En **penguinlibros.club** encontrarás las mejores recomendaciones de lectura.

Únete a nuestra comunidad y viaja con nosotros.

penguinlibros.club

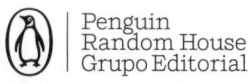

Penguin Random House Grupo Editorial

penguinlibros